病患的意义

医生和病人不同观点的现象学探讨

［美］图姆斯 著

邱鸿钟 李 剑 译

U0391036

广东高等教育出版社
Guangdong Higher Education Press

·广州·

图书在版编目（CIP）数据

病患的意义：医生和病人不同观点的现象学探讨／（美）图姆斯著；邱鸿钟，李剑译. —广州：广东高等教育出版社，2020.4（2024.11 重印）

ISBN 978 - 7 - 5361 - 6703 - 2

Ⅰ. ①病…　Ⅱ. ①图…　②邱…　③李…　Ⅲ. ①医院—人间关系—研究　Ⅳ. ①R197.322

中国版本图书馆 CIP 数据核字（2020）第 017063 号

BINGHUAN DE YIYI：YISHENG HE BINGREN BUTONG
GUANDIAN DE XIANXIANGXUE TANTAO

出版发行	广东高等教育出版社
	社址：广州市天河区林和西横路
	邮编：510500　　营销电话：(020) 87553335
	http://www.gdgjs.com.cn
印　　刷	广东信源文化科技有限公司
开　　本	787 毫米 ×1 092 毫米　1/16
印　　张	12.75
字　　数	208 千
版　　次	2020 年 4 月第 1 版
印　　次	2024 年 11 月第 2 次印刷
定　　价	42.00 元

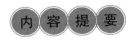

　　本书对于病患的体验和医患双方构建意义的方式进行了探讨，并提供了一种现象学的说明。病患与其说代表了一种医患共享的现实，毋宁说代表了两种截然不同的现实——一方所赋予的意义截然不同于另一方所赋予的意义。凭借源自心理现象学的洞察力，作者探索了医患之间的这种差异，并且详细解释了医患双方对病患以及躯体不同的理解方式。

　　作者反思了医学实践的含义，尤其就医患之间如何成功地传递信息而言，提供了关于病患、缓解疼痛、制定最有效的治疗措施的一种综合说明。通过应用临床叙述、移情理解以及关注病患的生命世界的解释，作者尝试给出一种建立共享意义世界的方式。

再版说明

　　《病患的意义》从第一次中文版出版迄今已经过去整整 20 年了。为何这本薄薄的书还需要再版？因为在这不算短的时光中，无论是世界形势还是中国社会都发生了巨大的变迁。仅仅就医疗行业中的医患关系而言，随着市场经济发展、科学技术在医疗行业的广泛应用和医疗卫生保障制度的多轮改革，一方面，医患关系的紧张程度似乎较 20 年前大幅升温，甚至成为一个社会高度关注的热点问题；另一方面，在先进的医疗技术日新月异快速发展的同时，叙事医学、巴林特小组等人文关怀和叙事治疗等临床心理学知识与技术在医疗界越来越得到广泛的重视和普及。这两方面的社会需求形成了促使我们重温 20 世纪以来现象学关于人体和病患现象理论思考的一种张力。

　　据悉，原著作者 S. K. 图姆斯已经病逝，但是她与疾病勇敢抗争的顽强精神和以自己的病患体验为基础对医患之间不同观点的现象学思考却一直鼓励着学界，图姆斯这部著作的思想仍具有很强的现实意义。在图姆斯看来，让医护人员了解医患之间对病患有着不同的理解和解释，并会赋予病患以不同的意义，并不只是一个现象学的理论问题，也不是一个对患者同情关心的伦理道德问题，医护人员不只是需要倾听患者叙述的病患故事或者是由医护人员或医生写一份"平行病历"这样简单，而是需要了解病患对患者生活世界的深刻影响，听懂患者对病患赋予的个人和文化意义，并将这种能共情的病患意义融于医疗目标、治疗方案和治疗方法的取向之中，这样才能实现生物医学向真正的人类医学的转型升级。

面对当下的临床现象，再版图姆斯这本著作的必要性还基于我近十几年来的一些临床感受。因为在我的诊室经常接诊到一些因医生没有耐心倾听患者的故事而误诊或长期被过度治疗的案例。例如，不少被诊断为"睡眠障碍"的患者长期接受镇静催眠化学药物的治疗，甚至已形成严重的药物依赖，其实，只要医生仔细倾听他或她关于为何失眠，为何长期治不好的故事，就不难发现，失眠的根源在于生活，在于"失眠"给他或她带来的某些意义。从某种意义上说，他或她是不愿意承认，也不愿意放弃失眠这个诊断标签和依赖药物这种患者角色带来的某种潜意识需求。只有理解了他或她的生活故事，才能真正理解他或她所患的疾病。因此，理解患者的生活意义世界对于临床医生来说是非常重要的。

当然，将图姆斯的这本著作进行翻译修订后再版我仍有与 20 年前一样的担心，因为现象学对于那些整天在临床一线忙碌的医护人员来说仍然是显得艰涩难懂的，这需要一颗沉静的心才能慢慢细嚼品味，就像咖啡或苦瓜一样，现象学好像天生就是偏好从苦中提炼出味道的哲学。

我相信这本充满哲学和人文关怀精神的著作适合于所有学科的临床医生、护士和医院管理者，以及医学生们阅读，对于从事现象学、叙事医学、心理咨询、心理治疗、医学伦理和医疗纠纷民事调解等相关工作的人士也具有重要的参考价值。

最后借此机会要向 S. K. 图姆斯教授致哀！还要衷心感谢为本书中文版第一版和再版给予了很大帮助的聂精保博士、王一方教授、林彩云编辑等热心人士。

邱鸿钟
2019 年 8 月于广州

中文版序言

　　非常高兴我的著作能够与中国读者见面。几年前的一次机会令我尤其感到，对于临床医学和医学伦理学来说，能在东西方之间进行相互的交流和有益的对话是多么的重要。1996 年 5 月，在一次关于医学目的的国际性会议上，我有幸聆听了来自北京的中华中医药学会吕维柏教授的发言。在吕维柏教授的讲话中，他描述了在中国中医与现代医学共存的现象，并指出中医的整体观与现代医学的还原分析论是互补的。在分析这两个不同的系统时，他评论道，一般而言，现代医学强调病原体的作用，如"病毒和细菌"，而中医则重视"患者作为一个整体"的观念。他还指出，在对于患者的治疗和照料上——尤其是针对慢性患者的痛苦而言，这两个系统在侧重点上有所不同，但都具有重要的意义。

　　我发现，吕教授所说的在中国两种互补医学系统的共存与我在本书中所提出的观点极为相近。在考察医患双方的不同视角时，我详细地研究了西方科学的疾病模型（生物医学的模式），它过分依赖客观病理学（"病毒和细菌"），并且还讨论了这种疾病的概念化与患者对于病情的直接体验（普遍存在的失调体验）是迥然相异的。我认为，尽管还原的科学的疾病模型在许多方面已经取得了成功，尤其是在急性病方面，但它仍是一种不完全的疾病模式。当从客观病理学的角度去关注疾病过程时，生物医学的模式不能抓住病情的独特性。这种局限性在慢性病中尤为明显。由于忽略了疾病的性质，该模式使得医生和患者在临床语境中难以彼此交流。

　　我的著作得益于以下两个重要的知识领域：①作为一个身患慢性退行性神经系统疾病的患者 20 年的生病体验；②我在现象学方面接受的训练。现象学为我提供了一种严格的方法，即以一种普遍相关的透视观去考察患病的意义。尤其是，现象学的方法澄清了体验和多重因素的复杂性质，是它们影响了我们关于身体、自我和环境的理解。在疾病和健康护理的情形中，由于意识到医生和患者关于身体、病情、临床冲突的目标等看法是多么的不同，所以这种分析就显得尤为重要。

　　此外，我个人在神经系统的疾病还使我有机会去严格地反思病患中的感觉、思考空间与时间方面所反映出的失调，区分疾病的治愈和治疗的不同，并注意到慢性病对个人和医生所构成的挑战，以及提出能够促进医患交流的有益方式。

　　我的哲学训练和病患体验均在西方文化和西方医学环境之中展开。然而，疾病是一种普遍的人类现象，它对世界各地的医生和患者都在不断地发起挑战。我希望，在本书中所包含的现象学反思可以为建立一种基于患者活生生的病患体验之上的整体疾病模式提供基础。这样一种模式由于反映了慢性病诊疗的需要所以尤其重要，如果这个努力是成功的，它将促进不同医学传统的对话并带来极其重要的意义，同时使得我们能互相学习。因此，我尤其高兴我的书现在能为中国读者所接受。在此感谢所有为此付出辛勤努力的人。

S. K. Toombs，Ph. D.
Waco，Texas，1999

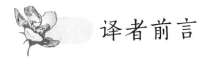 译者前言

从病患意义的追寻到医学目的的审视

多发性硬化症对于任何患者来说都是一场苦难，可对于哲人 S. K. 图姆斯（S. K. Toombs）来说，她没有空叹岁月和呻吟厄运，虽然病患中的外部世界以陌生的方式冲击着其感官，却引发了她对于生命躯体、人类疾病的本质和医学目的的深刻反思，她由此洞察出病患对存在着的生命的多重意义。《病患的意义》就是这样一本诞生在病患磨难中的医学哲学的精品。

本书共有四章，每章由 4～6 节构成，每节从描述患者的病患体验的内省开始，然后比较分析医生与患者对病患和身体的不同看法，或从医学科学和生活世界的不同角度来看待病患的不同意义，最后回归到这种意义的区分对临床实践或医学目的的影响上来，构成一个自洽的逻辑圆圈，这也正是作者运用现象学和存在主义哲学（广义上，存在主义包括在现象学领域中）的生动体现。它无疑属于高品位的形而上的医学哲学，也是非常贴近临床医学实践的现象直观。初读本书略感晦涩，然而细细品味，方才体会苦涩中隐含着意味深长的呐喊。

一

　　作者认为，现象学给描述人体和病患经验及其区分意义提供了一种强有力的手段，所以，要透彻理解本书的基本观点，就有必要了解一下与本书有关的现象学观点和方法。现象学是当代欧洲哲学中最主要的，也是最晦涩的学派之一，它由数学博士、德国哲学家胡塞尔（Edmund Husserl, 1859—1938）所创立。经过几十年的演进发展，现象学的影响不仅仅在逻辑学、语言学、心理学、社会学、历史学、美学、文学、宗教和伦理学等人文社会科学内影响深远，而且还扩展到生理学、病理学、心理治疗技术等医学和自然科学领域。胡塞尔一再强调现象学主要是一种方法学，它的观点和方法只有在运用过程中才能被阐明。那么，作者在本书中是如何运用现象学的方法并取得了哪些成果呢？

　　现象学是一门以纯粹意识现象为研究对象的哲学学说，它的任务就是要考察意识对象（即现象）在意识活动中如何构造（或如何显现）自己的规律。所谓"现象"，在现象学中特指呈现在我们"直接经验"中的一切东西，也就是说，用一种特殊的方法来考察事物的话，任何事物都是一种现象。现象也就是被直观（这里指认识论上的直观）对象最一般的、必然的和不变的特征，亦即事物的本质，本质并不是隐藏在现象背后的东西。现象学就是要仔细地观察和严密地描述现象。本书作者正是沿着现象学这一道路，以自己患病中的内在体验和他人在患病中的体验陈述作为主要研究对象。对于那些读惯了生物医学等自然科学著作的医生来说，本书以主观现象为研究对象的这一现象学特征是不容易被理解和接受的。因为前者是一种"自然主义"的科学思维，而后者是一种典型的哲学思维。胡塞尔认为，"自然的思维态度尚不关心认识的批判"，"认识的可能性对自然思维来说是自明的"，它企图说明意识之外的东西；而现象学认为，"人的认识像世界上的一切事物一样，以某种方式成为问题"，"认识根据其本质是关于对象的认识，它的内在意义使它与对象相联系，并决定了此种认识之所以成为此种认识"，"认识在其所有展开的形态中都是一个心理的体验，即都是认识主体的认识"。因而，现象学是一种关于主观内在的哲学。① 本书作者正是这样认为，"关于病人对患病中的生活体验是无法从疾病状况的自然主义描述中获得的"。作者告诉我们，当一个每天忙忙碌碌为他人诊治的医生在某天成为一个由别人诊治的患者时，当一个苦苦探索自然世界存在的科学家或哲学家在某天因为患病躺在床上而将眼光转向自身的存在时，他们也许就会发现，一个人只有处于畏惧、焦虑或死亡的状况时，才会真正体会到自己的存在，并会以其内在的体验为起点去看待与评价其他事情的意义；他们也许还会发现，平时那些不屑一顾的临床故事原来是难能可贵的有关病患体验的现象学描述，那些形而上的身心关系、意识与存在、本质与现象的关系等哲学问题原来就在我们自己的存在之中。我就是我，因为意识的自我不能与我的躯体相分离；我也可以不是我，因为我的躯体对于我的意识也可以是被思考的客观存在，我的生命过程就是一个天然的随时可用的思想实验室。

现象学还是认识论上的直觉主义，是哲学上独树一帜的一种"看"和"问"的方式。 胡塞尔说，"现象学的操作方法是直观阐明的"②，"面对事实本身"是现象学的座右铭。它宣称是一种没有先决条件、排斥任何间接中介的研究方法，它的陈述不依赖于其他科学的理论承诺，它仅仅是观察那些直接进入意识的东西（现象），然后描述现象，确定与区分意义。他坚信，"只有当我观察到了认识，并且只有当它在直观中把其本来的面目给予我，我才能使认识的本质得以明晰"③。在《病患的意义》一书中，我们看不到通常医学著作中的那些统计数字与表格、调查和实验，而它完完全全是一部病患中的自白或内省的报告。在本书中，作者没有建构什么范畴体系，而是在生活中和病床旁直面诸如"脚痛不能上楼梯""躺在病床上仰视着医生"等一些琐碎的现象，从中洞察出多种在健康时难以获得的体验。作者对这种只能由直觉方法来进行研究的病患意义的构成做了现象学

① 胡塞尔：现象学的观念［M］. 倪梁康，译. 上海：上海译文出版社，1986：21－22.
② 胡塞尔. 现象学的观念［M］. 倪梁康，译. 上海：上海译文出版社，1986：51.
③ 胡塞尔. 现象学的观念［M］. 倪梁康，译. 上海：上海译文出版社，1986：42.

的分析，她说，"病患（体验）存在着一种不可分享的特性，这种特性源自它是一种内在而非外在的事实这一点"，例如，在患者内在体验的（主观）时间与用时钟测量的外在客观的时间之间存在着不可通约性，而临床中常使用客观的时间刻度作为交流内在时间维度上的病患生活体验，不仅给试图交流病患体验的人带来困难，而且很容易造成信息的失真。病患直接体验的独一无二的特性是临床中患者和医生之间常见的在认识、情感、伦理和行为发生冲突的重要根源之一。

现象学方法与唯科学主义是相对立的。它认为 19—20 世纪的科学在与我们生命攸关的许多方面却对我们什么也没说。因此，现象学强调对"生活世界"的观察、分析和描述，认为包括个人的、社会的、感性的和实际经验的"生活世界"不仅能为现象学的还原提供一种健全的基础和恰当的指导，而且在日常生活的主观性中"当下"或直接经验到的世界与各种科学研究的客观世界显然是不一样的。作者指出，医生是按照解剖学、生理学之类的科学理解来解释患者的生病体验的，而患者却是按照躯体的正常生活受到破坏来看待身体功能失调的。在临床中，"临床（故事）的叙述"和通常意义下的"病史问诊"是有区别的，作者认为，所谓病史，实际上是患者对医生不断提出的有目的问题的回答，它基于生物医学模式的观点，是对疾病状况的自然主义解释，它关心的焦点是那些"客观的"症状，代表了"医学的声音"。事实上，在这个过程中，一方面，医生压制着那些代表患者主观的"生活世界的声音"，或将其作为一些无关紧要的问题搁置在一边；另一方面，根据医学的标准，从经医学引导的患者的陈述中选取和抽象出一个"病种"的概念来，这时医学实际上已将疾病从患者身上抽象出来，作为医学研究客观化的身体就不再是具体化的躯体了。这种躯体和自我（或疾病的抽象化和具体人）的分离感是在临床中患者的身体"下降"到科学的对象地位时的病患体验的一部分。作者反复阐明了一个质朴的道理：病患代表着一种已经改变的生存状态。人和疾病本质上是以生命存在为基础的现实关系，而绝不是首先处在与医学科学的理论关系中。人只有健康生存，才有可能去从事其他社会活动和满足其他需要。病患对于患者最现实的问题是：它究竟在多大程度上影响了原来生命存在的样式。一般来说，对于患者而言，病患首先是破坏了一个躯体在现实生活中的整体感、确定性、控制感和行动的自由及熟悉世界的丧失。作者超越了生物医学把疾病客观化和抽象化的眼界，紧紧抓住病患中人的直观生活世界将发生变化这个新的逻辑起点，在人的存在意义上来讨论疾病的意义和医学的目的。现象学号召人类通过现象学重新发现自己，回归到对人的关注上。在这种意义上，现象学与将医学视为活人之术的传统中医的精神是一脉相通的。

现象学方法是个案化的。胡塞尔认为，意向活动的对象只可能处于个别的意识之中，认识所揭示的本质不是通过理智的抽象活动，而是通过个人直观感受得到的。所以，作者指出，任何两个患者都不会准确地对他们的身体失调赋予同样的意义。因此，不仅按照每一个人的独特境遇，而且按照他们所属的民族和文化背景来理解患者的意义世界就显得格外重要。为了弥补现代医生在人生经历上的不足，作者特别指出，文学作品，特别是由患者自己所写的（无论是虚构的还是自传性的），能够给医生提供有关病患造成的存在困境的体验，以及对医学实践有意义的绝对的本质性的信息。记得雨果有一句名言说："科学是我们，艺术是我"，这也精辟地说明了医学科学的抽象认识与现象学的（或艺术的）具体典型的认识有所区别。巴普洛夫说过，"医学所遵循的第一条原则就是应当经常符合患者的个人特征"，然而，事实上，现代医学教育中关注更多的是共性和法则的东西，而几乎很难体验到那种关于典型病状态（disease state）的认识。当患者求医时，病患具体生动的直接经验被医生"强行"纳入医学的分类范畴和因果解释范畴之中，并加以概念化，病患被当成了一个细菌感染或组织损伤的问题或事实，各种症状与体征都按照物理符号进行了重新解释，并翻译成各种客观的量化的数据。至此，病患通过医学范畴界定被构造成一种理性抽象的存在物。

本书的另一重要内容是作者引证了法国存在主义者萨特和现象学家莫里斯·梅洛－庞蒂关于身体现象学分析的成果，阐述了身体被理解的五种方式及其在临床中的意义：①在日常生活中的感性层面，一个人是以非理性的或以感性的方式直接体验自己的作为存在的身体，也就是说，当自己的身体完成一项工作时，这个存在的身体是被自己的意识"遗忘"和"超越"的。作为一个具体化的主体，身体是作为活生生的"主体的我的客体"来体验的，身体不仅代表了我在世界上的独特存在，而且也是我参与周围世界的手段，正是通过身体我才得以在第一地点接近、了解和适应周围的世界。身体的各部分可以看作是联系周围世界的"有意识的边线"。一个具体化的身体即是一个有自觉意识的存在，它总是处在一定的行为环境之中。因此，其感性认识不能与感知者的具体处境相分离，每一个可感觉的性质不仅存在于特定的环境中，而且也与躯体"当下的"任务相关联的位置和行为得以体验的。②在理性的层面，一个人将自己的身体作为"客体的对象"常常是在别人的注视中（如生病中）才开始认识到的。当一个人的身体产生疼痛等病患或去求医时，这个人的注意力就转向自己的身体，认识到自己的身体作为一个被他人认识或治疗的生物学本质的物质存在的事实，从而，作为存在的身体转变为一个作为"客观化的身体"。这种异己的"为他人存在"的体验常常在有机体失去或改变了它与周围环境的联系时突然呈现在意识中。③患病的生命躯体。当一个人患病时，尤其是带有疼痛的疾病时，疾病本身就变成了我们意识中的主题，而其他东西暂时都变成了背景而已。由于患病，身体机能出现障碍，使得身体作为存在的方式和性质发生了转变。如某种能力的丧失、人际交往关系的变化和交际圈的缩小、对周围环境感觉的变化、因为卧床或坐轮椅使得正常直立姿势的丧失，从而诱发患者产生无助和依赖的感觉。在患病体验中，生命的空间性发生了压缩性变化，即限定性的处境状况，在健康时看起来近在咫尺的东西会因为患病而感到突然变远了。简言之，病患被理解为正常生命具体化特征的破坏和紊乱。④在病患中作为客体的身体。病患造成了个人注意力的转移，身体本身变成了注意的焦点和仔细检查的对象。功能失调的身体被进一步理解为可以取样、分析、切割开、移植、换取部件的生理学物体，病患中身体的客观化过程在患者那里经常诱导出身体的离异感，如对于一个废用的器官或机体功能缺乏控制的状况极易使人感到自我与躯体的分离。只有在病患中，个体才会明确地体验到那些平时没有意识到的生理结构和出现过程的隐蔽的"异己性存在"。⑤作为科学观察对象的身体。在医生经过训练的"注视"下，患者的身体"下降"为科学对象的地位，即一个有生命的人体按照自然科学范畴被转换成解剖学的、生理和生化学的人体。医生所关注的是患者体内的病理机制，而不是他的外在表现及其感觉和行为。现代的医疗设备不过是使人体内部的生理和病理过程及结构看得更清楚而已，而不是促进患者对处在环境中的躯体总体的理解。在身体的科学化过程中，实际上是将躯体从那个人身上抽象出来，具体的人体被理解为普遍的人类躯体的一个例证而已。患者个人具体的主观体验全部被纳入因果的、本质与现象等理论的范畴之中来加以解释，最后只剩下了医学术语的声音。事实上，正如一个人并不直接体验"疾病状况"一样，一个人也无法直接体验其作为科学对象的身体，只有医生才会将其作为一个科学的对象来理解患者，这是医患之间对躯体理解的重大区别。

本书的大量附注是一定要仔细阅读的，它反映了作者研究的背景材料与抽象思维后面的大量具体实例。此外，书中所附的4篇论文较为通俗地阐述了作者的写作背景、动机和基本观点，读者甚至可以采取先读这些论文，再读全书的方法，可能将更快地理解全书。

二

"哲学家们只是用不同的方式解释世界，而问题在于改变世界"（马克思语），作者不仅揭示了人类赋予病患意义的巨大复杂性，而且紧密联系临床实际，指出了**病患意义的区分对于改变现代医学纯科学化的和客观化的医患关系，以及对扭转非人性的生物治疗倾向有深远影响，其难能可贵地实现了哲学的认识功能和实践功能的统一。**①如果说医学的目的是减轻患者的痛苦，那么，关注患者的病患体验和其关于病患的理解就是非常必要的。因为，医生对于患者"疾病状态"的诊断并不等同于患者的病患体验，病患痛苦并不等同于肉体的疼痛感觉。事实上，正是患者的生活经验和文化背景赋予了疼痛的意义，进而决定了疼痛是否包含痛苦，痛苦出现在理性层面，与患者理解病患的方式密切相关。作者一针见血地指出，那种不理解病患痛苦性质的医学治疗，不仅无法减轻患者的痛苦，而且其本身也常常成了患者痛苦的根源。②理解病患的方式对于"治愈"的医学目标有着深刻的影响。如果病患是按照身体的存在方式被破坏（而不仅仅是躯体的生物学改变）来理解的话，那么临床治疗的焦点就会集中到患者的不适体验上来，而不仅仅是患者的"疾病"，其医疗目标也变成了力争恢复患者作为一个人的完整性，这种完整性的恢复可能包括但不限于身体完整性的恢复。这是临床医学从对抗一个抽象的疾病存在的态度向满足患者存在需要的态度的重要转变。③意义的改变可能减轻或加剧患者的痛苦，医生认真思考诊断对患者理解疾病的影响及某个诊断对患者的特定意义是极其重要的。在现象学看来，诊断在形式上是科学抽象的，但事实上它本身却充溢着个人和文化的意义。诊断对于一种真实的疾病是否具有有效性，在很大的程度上而言，与不同历史时期的文化有关，在每种社会结构中，疾病的意义都会根据其本身的价值观而有极大的不同。因此，如何减轻患者由于对病患价值判断及期望的不同理解而造成不必要的痛苦便成为临床医生的一项任务。④事实上，无视病患的意义可能导致诊断和治疗的错误。如在医生医学化的问诊中，患者常用一知半解的"疾病状况"的医学术语来描述自己的症状（如用"咯血"一词不恰当地描述由鼻咽部流到口腔来的血或胃出血等），结果常可能误导医生的诊断和做不必要的检查与不恰当的治疗。其次，患者不懂得病患中内在时间和外在时间的区别也是给临床带来冲突的原因之一。作者指出，患者是以个人的主观内在时间（即生活时间）来经历其病患的，而在病史回忆中则必须依据客观的外在时间（即用时钟测量的时间）来描述病患，医生也使用同样的时间刻度来测量患者体内发生的事件并将其界定为"疾病状态"。然而，内在时间与外在时间之间具有不可通约性，在病史中，事件好像按照因果链一件接着一件地发生，其实与患者真实的病患体验有着很大的不同。如果要求患者按照客观时间的刻度来描述他们的直接体验，那么，患者常常是自己病史的不可靠的陈述者。

作者也一再强调，上述**关于躯体被意识到的几种方式的分析对于医学实践具有某些重要意义**。①生物学的人体不能理解为与躯体所属的那个人相分离，患者并非仅仅是拥有这个躯体，而他或她就是这个躯体，换言之，自我与所依附的躯体是共生共灭的。生物机体功能的失调亦代表着这个个体与周围环境关系的某种变化或原来生存方式的改变，在患者患有慢性病时尤其如此。医生如果不仅仅只是注意到生物性的"疾病状况"，而且也能够关注到患者躯体和现实生存之间关系的变化，那么，许多治疗将会更加符合患者的意愿，或者说会更加人性化。②在病患中，过去、现在和将来的意义可能具备与以往不同的特点，如患者可能因为摆脱不了过去某种痛苦体验而总是陷在过去；患者也可能因为此时此地的疼痛而将所有的注意力都聚焦在现在，而不愿思考其他；患者也可能因为疾病的不良预后而对未来忧心忡忡，并将这种担心投射到对过去和现在一切事物的看法之中。医务人员如果理解了这些"疾病状况"之外的变化，那么，他们可以做许多事情来帮助患者解决这种与生活暂存意义的改变相关联的难题，如用现实主义的东西来缓解患者对过去的沉溺和对将来的恐惧等。③认识到病患中姿势的变化可能是患者痛苦的根源这一点，将有助于医护人员留意患者发出的与语言不同的信息。将身体作为生命存在的躯体来理解，有助于避免在医疗诊治中的非人道行为带来的痛苦。事实上，拯救患者的愿望与医学技术有限自相矛盾，强化了患者在病患中关于失去控制和无助感的体验。

临床医学的终极目标是什么？这与医学对病患意义的理解密切相关。在生物医学规范的临床实践中，疾病被视为盘踞在体内的一个抽象存在加以对待，"治愈"及保护生物学的生命成为唯一的和压倒一切的目标。可实际上，不仅许多疾病的临床疗效向这种医学目标的可能性提出了挑战，而且许多不健康的人也许有不能按生物医学分类的疾病，此外还有器官与肢体废用、老化、虚弱、一些慢性疾病和不治之症等几乎不存在被治愈的可能性，显然，这些在数量上远远超出那些可治愈性疾病的患者都可能会被排除在医学目标之外。于是，作者从现象学的分析中重新揭示了以患者生活为中心的临床治疗目标，即帮助患者恢复个人的整体性，或者假如无法做到这一点，则帮助患者在身体强加的影响和自我渴望得到的东西之间建立某种新的平衡。治疗并不总是意味着治愈某种疾病，有时候，治疗意味着学习照顾他人，使一个家庭变得和谐，或者意味着减轻病患和死亡的痛苦等。本书的分析业已揭示出，病患的痛苦总是个人的，它与特定患者的生活处境有着明确的联系，而且与患者赋予病患体验的意义和重要性也有着明确联系。因此，在新的治疗关系中，医生的注意力要集中到患者的体验上，而不是仅仅集中到疾病的过程。

我相信 S. K. 图姆斯的《病患的意义》一书中文版的出版不仅在医

患各自分割的不同世界之间搭起了一座对话的桥梁，而且将会给中国医学哲学界带来一次沉思的启蒙，当下中国医学哲学太需要思想缜密、有灵性与批判力的理论工作者了。现象学之所以具有诱人的魅力，主要在于它为那些厌倦了空泛的臆想、肤浅的鼓噪和功利论证的学子们提供了一个可以进行默默劳作的哲学田野。现象学是一门自称"自下而上"的工作哲学，这对于那些习惯从某些原则来看待一切事物而惰于思考的人来说无疑是一剂治疗的良药。

邱鸿钟
1999 年 6 月

慢性病患和医学的目的（自序）

S. K. 图姆斯

　　尽管现代医学已取得了无可争辩的成就，但作为一个患多发性硬化症已 20 多年的人来说，我或许特别地意识到了现代医学的一些迷失。医学护理和医学教育（一个中心点就是几乎只按照疾病的生物医学模式来理解病患）的重点集中于急性病护理的方向，与其一致的是强调高技术的治疗和功能的完全恢复。这种中心对于生活在慢性或晚期病患中的那些人来说有深刻的含义。如果医学的最终目标被构想为完全地恢复健康，那么，那些患有慢性疾病的痛苦似乎是难以控制的，而且对于那些患有不能被治愈的疾病的人，医学只能给予微不足道的帮助。根据这种狭窄的目标，不能促使疾病治愈的护理是被瞧不起的，并且只有当所有根除疾病的大胆尝试都已失败时，一种不乏乐观的"反馈"意见才会被采纳。

　　这种医学的观念甚至阻碍了医生对慢性疾病的许多努力。信奉急性治疗疾病模式的医学职业者最初往往注意到疾病状况的身体表现——医学干预的目的便是根除疾病，使患者恢复到从前的健康状况和康宁（即以生活美好、没有病患的存在为特征的一种状况）。按照这种模式，疾病被界定为有害之物，并可通过某种技术或药物手段从患者身上被驱除的东西。

　　然而，这种模式对于慢性疾病患者是不合适的，慢性疾病不能够由目前的治疗做合适的处理。对于慢性疾病患者来说，疾病是一个人生存方式的内在要素，是生活中的一个永久特征。因为健康身体的完全恢复是不可能的，慢性病患者必须带着疾病继续生活——其目标就是在生病的情况下（还不如说是在缺乏健康时）生活得好一些。所以，这种模式强调的不是更多地面对和克服疾病，而是学会接受疾病和一种的确被改变的身体的存在方式。

当护理患者的目标是治愈疾病时，医生构想的治疗几乎完全是按照可能的医学干预来进行的。这样的治疗对慢性病患者需要倾诉的存在困境——特别是遍及普通日常生活的、个人关系的、家庭生活的、工作责任的和社会拖累的生活紊乱方面完全不给予关注。此外，这种强调导致了部分慢性疾病患者不切实际的期望。医生在做一些事情——制定措施，例如在用药物治疗疾病类似的事情上有着极大的压力。这种既在患者也在医疗者存在的压力极可能导致不合适的治疗。这种无效治疗（在没有"魔弹"的意义上不可避免，或没有可能完全恢复健康）将不可避免地导致患者出现失望、挫折和无助感。在这种情况下，患有不可治愈疾病的患者常常会因为被告知没有什么更多的事可做而感到被医学专家所"抛弃"。而且，如果治愈是目标，即无法治愈被医学专家察觉出来，就像失败经常导致他们从死亡和绝症前退缩的那种感觉一样。

医学的发展已导致了慢性疾病护理的专业化，即零碎分割状况的增加。几种慢性病状况常以极多的方式影响着身体。例如，我是一个患有中枢神经系统疾病合并有脉管紊乱的人，在某个时期我就处在神经病学家、泌尿学专家、血液学家、胃肠病专家、妇产科专家和脉管外科医生（还有许多没有提及的与这些专业类似的技术专家）的护理之下。每一个专家都集中关注某一个身体部位，我身体的每一个部位都"在变化"之中，但没有一个是"在变化中"的整体（既在部分或在整体意义上）——但我除外，在这个时候，我感到我对于工作最没有资格！（注：这便是患者在整体上的感觉变化）的确，因为这些专家在治疗的最佳方案方面彼此不一致，我不仅感到自己的身体是病菌正在进行的"战场"，而且也是在医疗者面前从事的一场"战争"。

深深根植于疾病的生物医学模式和医学职业专业研究对身体障碍的生理病理学的强调，增加了患者对整体感和控制感的丧失。此外，从医学最初注意的生病的身体范围（或者更准确地说，是生病的身体部位），到提出病患的心理学的、精神的、社会的和文化方面的任务——通常认为这是根除疾病从非重要的到更精心的目标的变化。这些方面也是构成病患体验的缺一不可的元素和患者痛苦的主要来源。病患并非简单地影响某一个体的特定的身体紊乱。在扰乱一个人的生活的同时，病患必定对家庭、工作和其他的社会关系产生骚乱不安，同样也会引起患者情绪和精神的大波动。当病患迁延不愈时，这种生活的扰乱将会继续下去。此外，对于患者的病患意义仅仅只有在患者自己的价值、评价、经验等背景中才能被理解——所有这些都是与文化背景和个人的价值紧密地联系在一起的（图姆斯，1992）。

在疾病的临床诊断和治疗中，相对患者的实际经验，对技术的依赖已经导致了部分医学职业者产生了一种相对于患者的实际经验更相信临床资料的倾向——结果形成了一种患者人格丧失感加重的循环。这种态度不仅贬抑了患者，而且忽视了有关慢性疾病知识的重要来源。尽管医学职业者从他们的训练中已经拓展了有关疾病的知识，但慢性病患者都从他们的经历中获得了相当专业的疾病知识。每天带着病患生活的大多数人对自己的身体有详细的了解，并且对身体功能变化感觉敏锐。20年以后，我就是一个多发性硬化症患者，并且是一位知道疾病会以多种方式影响身体的专家。我已获得的知识是一种艰难的胜利，它给我提供一些关于如何处理我的病情的准确的和重要的信息来源。

如果医学能满足患者提出的需求，那么它超凡的目标与其说是治愈疾病，不如说是复原——目标需要从疾病的生物医学模式变更为集中解释疾病的人类经验。治愈包括恢复或维持许多在生活中由疾病引起扰乱前的安宁和完整的感觉。在慢性疾病的背景下，这意味着在目前（不如说是缺乏）身体或心理缺乏能力，并认识到在紊乱是生活的一种方式的情况下，学会生活得更好一些。医学的目标必须有助于这个过程，不管在何种缺陷不可避免的情况下，都应尽可能使患者生活得更充实一些。这就是极重要的"健康"，而不是简单地等于身体的完整。人类健康（flourishing）不能（也应当不是）用身体或精神健康（well-being）的一些理想标准来唯一地界定——它是人类不可能企及的理想。在确定治愈的任务方面，认识到文化和科学界定健康的范围，对过去的以及在很大程度上如此继续的医学目标有重要的影响。在我们的社会中，"健康"（health）在大多数情况下，就是等于完整的身体或精神健康。什么构成健康的这种社会观点带来了治愈，健康和幸福是一个人的权利等不现实的期望。按照这种观点，病患就是一种苦难。有一种很清楚的假设，即身体缺乏能力与健康是不能和谐并存的。

这种假定公开显示了它本身在社会洞察力上的无能。当陌生人注视着我时，他们似乎在看着轮椅上的物种。他们会立即做出判断，认为我的生命质量下降了，我的状况本质上是消极的和不快乐的。在这一点，因为我的行动受到限制，陌生人必然认为我的智力也同样受到影响。例如，在我目前的情况下，陌生人常向我的丈夫和与我有关的第三者提问——"她喜欢喝点什么？她乐意坐在那里吗？"许多不认识我的人认为，因为我不能步行，所以在很大程度上要依赖别人，也不能从事职业活动。最近我被邀请到一所大学去演讲，我的演讲被安排在一间很大的生物学报告厅内。从我房间到演讲的地方的唯一通道是一段很长的阶梯。我的同事尝试找一个轮椅可进入的会场，但无论如何，回答都是"坐轮椅是无法进入演讲厅的，轮椅只能放置在后排位置"——这里显然假定是：从不需要坐轮椅的人才能站在班级的前面！

在这一点上，我已经有了经验，即行动不便的美国旅客，即使是它很重要，对我们那些无能力的人的态度亦很少改变。例如，在最近一次到（法国中部）新奥尔良（New Orleans）的职业旅行中，一个朋友考虑到我坐轮椅，于是找了一间在法国 Quarter 非常有名的饭店。无论如何，这间饭店是可进入的，但里面的一个雇员表达得很明白，在这里坐轮椅的人是不受欢迎的，并建议我们去其他合适的地方。

我刚听到多发性硬化症诊断时最初的恐惧来源于文化赋予的含义

和伴随身体能力丧失的消极僵硬。诊断渗透着个人的和文化的意义。那些致死性疾病——癌症、心脏病、艾滋病，它们被赋予了一种特别强有力的符号性意义。生病中，一个人不仅面对疾病的身体症状，而且也面对特别是与其他方面反应有关的诊断的意义。例如，当听到我有多发性硬化症时，人们便立刻开始给予我不同的治疗。甚至即使我没有明显的病患症状时，我也被鼓励"放松一些，勿紧张"和建议我放弃或重新评价原先重要的职业目标。的确，一个身患严重疾病的人面临着究竟是否将自己所患疾病的消息透露给他人的两难境地，透露一个特别的诊断结果通常危及重要的就业机会。如果说健康护理职业者承担着维持患者的完整性（治愈），那么，他们就必须进一步认识在某种范围内，除了疾病的躯体意义之外，因特别的诊断可能会导致患者生活紊乱。

在慢性疾病中，另一个阻碍整体维护的是强调与存在相对的在行为重要性上的这种文化。即一个人的价值更经常地不是按照他或她创造（有用的）或能够取得某些职业状况的能力来加以判断的。当我们对孩子说"你能够做任何你想要做的事情"的时候，我们的意思总是"你只有去做，才有一个获得价值的机会"。这种对创造力的强调支持了这样一种观点，即医学的目的恰恰就是功能的完整性的恢复。当慢性疾病患者的活动受到限制时，这种在行为重要性上的文化强调直接影响患者失去目标的感受和自我价值感的降低。

此外，在这个社会中，强调自我信任和完全自立观念的重要性加重了慢性患者自我价值降低的感觉，而且这种脆弱随着其他人的察觉而变化。我们应当能够照顾自己，做出决定，经营我们自己的生活，在这里存在着一种强大的文化主旨。这对于慢性病患者和丧失能力的人来说，他们从其他人那里获得帮助会特别困难：不可避免地，自主权的失去将导致自我尊严的丧失。

我们（或应当）对自己的幸福负责的观点也流行于医学领域。在这个社会中，身体的健康被察觉不仅是人们所期望的，而且也是必要的道德。当我想到身体的健康不是令人满意的时候，我认为我们必须认真地保证将中心放在个人对健康的责任上，预防疾病带给患者的痛苦和放任那些残障不管。如果健康与身体的健康（fitness）是同义的，那么，没有取得或者保持好健康的人可能会感到因为他们做了某些事而引发了自己的疾病并且因此有负罪感。正像一个医生写的那样："患有癌症是非常糟糕的，好似你必定促成了某些受诅咒的事情！"在这点上，一种简单的新的方法能够增加那些晚期和慢性疾病患者的痛苦。无可置疑，心灵、躯体和环境是如此紧密地相互作用，以致可以认为，二元论（dualistic）、Cartesian 范型的理解对于理解病患和健康是不合适的，一种保持单一原因和治愈身体病患的思路的新时期方法是非常简单的。对于那些正在以确切的方式与慢性疾病和晚期疾病抗争的人，例如像"你为什么要得这种病"之类的提问会给他们造成一种深深的负罪感和个人能力不合格的感觉。如果病情在恶化和没有实现早期治疗时，患者便会推定对自己的治疗已经"失败"，并渗透着失控和深深的自我尊严丧失的感觉。

在个人责任和病患之间的关系方面，一种技术决定论医学的结果应当引起注意，疾病的急性模式和一味强调治愈使得患者（大量地使用机械化的术语来构造他们的身体）更乐意放弃自主权和"交出"他们的身体给医学专家，以按照一种暂时的期望基础来使他们的身体"固定不变"，使他们恢复到良好的工作状况。当这些"专家"的意见不一致的时候，因为这个原因，患者常常感到由"专家"负责承担他们自己的医学护理的任务是不合适的。作为患者反倒没有被经常鼓励和教育要承担"初级健康护理提供者"的角色。

无论怎样，慢性病患者必须拥有对于做出医学决策和随后治疗计划的权利。例如，像多发性硬化症的治愈是不可能的事，许多可选择的治疗效能是极不肯定的（即无药可治的患者所面临的治疗结果绝不是全部可预见的事实）。患者必须在估计某种治疗的风险和利益中扮演一个行为的角色，就像确定一个特别的行为过程将扰乱他们生活的程度一样。此外，因为治疗慢性疾病通常需要很长的周期，患者有权在原有的基础上——不是在医院而在家里继续接受治疗。在这方面，有研究业已显示，慢性病患者比急性病患者更可能放弃把控他们的身体（Lidz, et al, 1983）。

包括提高人类的健康能力在内（例如在药物学中的人类基因计划和发展）的医学研究和进步也强调了，必须小心地提出我们怎样既能肯定残障人的价值（在同一时间），又能根除身体异常的问题。一位有大脑性瘫痪症孩子的母亲表达过这种两难的境地。她在日常生活中，记录了她不允许5岁大的儿子去做美国出生缺陷基金会（March of Dimes）广告儿童的决定。她曾被告知，这些募捐到的钱将不是用于治疗孩子或孩子需要的其他计划，而是将用于研究预防早产儿、出生缺陷孩子和其他健康问题。"我很抱歉，"她告诉询问者，"告诉我儿子他正在做的是为了预防其他孩子像他一样，但我不会感到安乐的，因为我们正在帮助他适应比他本身的问题经常更易弄糊涂的世界。我不能让他在一些用于预防的事情上劳神。"（Curry，1995）我们的努力几乎只以预防身体的异常为目标，或者我们给予社会障碍、政治和那些直接引起不同的身体或精神能力变为残障的活动以同等的关注吗？在研究方面，在直接影响预防那些因残障造成的身体疾病方面的投入和社会需要为目的的资源数量之间存在着更合理的平衡吗？非常理性地提高人类健康的能力是以什么构成健康的某些理解为先决条件吗？即，这样一种观点必定认为人类的健康与完整的身体和精神的良好状况等值吗？这个等式不可避免地使那些精神和身体残障者贬值，正像老龄化和晚期疾病患者一样。

解除痛苦是健康的中心目标。在这一点上，强调痛苦不等于疼痛或临床痛苦是一个关键（Cassell，1991）。痛苦是患者对疾病特别意义的一种直接反应。在这种情况下，不仅引起一个患者痛苦的症状可能对另一个人是不重要的，而且对于同一个体的病患意义也会不可避免地多次改变。在慢性疾病情况下，患者在某一时刻痛苦的原因将不同于另一时刻的那些认同（例如，失去行动能力的意义对我现在的重要性要比我刚被诊断时小得多，而其他的事情现在则更为紧迫）。或许注意到这点是更重要的，正如慢性病患本身是一个超时发展的过程一样，与其说减轻慢性疾病中的痛苦（或治愈的任务）是一个持续的过程，还不如说是一个一次性事件。在疾病继续恶化中的人，例如，面临新的和失去规则的意义，自我必须一次又一次地面对维持完整性的挑战。每一次更多的失去都会威胁着已经取得的安宁。所以，治愈的工作又涉及面对新的丧失和像它们刚发生时那样的痛苦的来源。在这种工作中，那些希望帮助患者的职业健康护理者应尽力去理解病患的意义。如在某个人的生活背景中，一个症状或诊断有什么意义呢？这个人会赋予其病患以什么意义呢？例如，一个曾看着自己的母亲死于乳腺癌的妇女，如果她在自己的乳腺上也发现一个肿块时，毫无疑问她将会惊恐不已。相反，一些患有纤维性乳腺病且不熟悉乳腺癌病史的人则很少焦虑。类似的，对于一些有胸痛的人可能意味着担心心脏病，而对另一些人则仅仅只有消化不良的困扰而已，这些根本不同的解释产生于过去的经验、个人的和文化的背景等因素。进而，病患的含义随着个体特别的生命状况不同而变化。虽然按照生理紊乱的术语来说，一种疾病过程对于患相同疾病的患者可能是相似的，但在独特的生活中，病患含义却总是唯一的。例如，丧失行走能力对于我这个学院教授和一个迫切希望从事运动员职业的人来说就具有不同的意义。患有多发性硬化症对于我和一位最近来我办公室惊恐地请求我告诉她怎样面对其疾病诊断的青年学生来说，显然具有不同的经验。

当然，减轻慢性病痛苦的一种具体方式是控制那些带给患者痛苦意义的身体症状。无论如何，随着对疾病治愈的强调，症状处理的任务是——更经常的却不是——按照像药物治疗一样的医学干预被唯一地构思。在不可治愈的疾病中，随着药物治疗无效问题的出现，患者会感到病情是无法控制的并且对此无计可施。可是，这种推论忽视了重要的可供选择的事物和途径。其中之一是我提出的为考虑症状处理的"范式"。虽然一个症状不能被医学所控制，但患者（在与专业的健康护理者的磋商中）能够得出减少由它引起的生活紊乱的策略，这已是我的经验了。这些情况甚至是最难处理的和困难的症状。例如，我想膀胱功能的失控（或许是中枢神经系统失控使人最烦恼的影响之一），在日常生活中哪怕改变这样一些简单的步骤，如注意流质的摄入量，提高对躯体感觉的意识就能帮助患者应付困难。发展能应付症状的策略，就是使患者恢复其控制并允许其将身体的失调与日常生活融于一体。无论怎样，正像大量的有关病患叙事的出版物表明的那样，假定医学的表现集中在与人类病患经验相对的疾病过程上，那么，这种开始考虑的范式是常常被忽视了。例如，著名的诗人蒂·威特·斯特顿医生在《新英格兰医学杂志》上，讲述了在他与斑点变性（即网膜黄斑变性）做斗争的15年间，他咨询的一位著名医生给予他的建议就是如何遏制他的生命质量变差。对于那些自己的观察力已遭损害的人来说，他们不得不到医学之外去获取信息。正如他指出的，并不是他咨询的专家感觉迟钝。因为很简单，医疗者不相信理解患者的经验对于护理患者是必需的（Steffen，1981）。

在慢性疾病中，减轻痛苦与症状处理的重要性一样，并不需要（它不应等值于）将身体的功能恢复到某种"正常"的感觉水平。痛苦被减轻的程度取决于患者能够学会使身体的失调和身体的残障与他们的生活融于一体，并适应于不同的生存方式。例如，对于我自己一个有意义的生活并不取决于我行走能力的恢复。对什么是更重要的是我探寻让我能维持现有功能和补偿失去的移动性（使用轮椅或低座小轮轻型摩托车）的具体方式。

就身体疾病与和健康有关的痛苦之间的区别而论，有人可能会认为，这种区别已在文学作品中被充分地描述过，以致两者不再等值了。无论如何，我注意到仍有许多职业健康护理者和伦理学家似乎没有意识到这两者的区别。例如，在关于援助自杀（assisted suicide）的辩论中，对患者疼痛有足够的控制，痛苦的问题就将自行解决的主张仍然是强有力的。不考虑一个人在这种特别的伦理辩论中的立场，就可清楚地看到，并不是所有寻求结束自己生命的人都是为了减轻难以忍受的身体疼痛。例如，有人注意到，几个得到凯渥金（Kevorkian）医生帮助的人曾打算自杀，是因为他们患了慢性的、持续恶化的神经系统疾病，而其中疼痛并不是主要的原因；对于他们来说，更重要的是尊严的丧失、行动自由的丧失、重要关系的丧失和目的的丧失，以致生命无意义。的确，这是我的感觉，那些患有严重致残障的神经系统疾病并不是晚期病患的患者在援助自杀和安乐死的辩论中真正"困难的病例"。当减轻痛苦和治愈的可能性是最主要的中心时，这些患者提出了最大的挑战。目标从疾病治愈到恢复能力，说明了职业健康护理者需要比技术更多的东西。的确，维护个人状态完整性的目标使得在那些声称可治愈的人和那些寻求帮助竭力争取可治愈的人之间的关系的极其重要性和治疗价值变得更加清楚。这种关系，对于那些不能治愈的患者来说是最有效力的治疗形式。除了职业的权限以外（它是被给予的），这种可治愈关系的核心成分是有效的交流。有效的交流则要求职业健康护理者做到几件事：注意倾听，认同理解患者感觉病患的重要性，乐意尝试发挥人的想象能力，尽可能地通过患者的眼睛看世界。

对于可治愈疾病缺一不可的有效交流有以下 2 个重要目标：第一，减轻慢性病患者孤独的感觉。孤独感是严重病患的一个必然的部分。使慢性病患者和致死性病患的患者感到他们不单单是"医学的"，他们没有因为"不可救药"而被抛弃，所以他们需要帮助，做到这点是非常重要的。也许患者通常最需要的人并不是那些在生活情境中陪伴他们的人，而是在患病的旅程中陪伴他们的人。虽然健康职业者没有（和不能）做出所有这些回答，但他们却是能唯一提出患者此时面临的困难和最深刻的人。

第二，有效的交流是一种赋予能力和鼓励的形式。真实的恐惧、每天的困难和感情的流露能够被同情和设法处理（于是，要赋予患者重新控制的能力，鼓励他或她继续面对困难奋斗）。最重要的是，有效的对话能够帮助他们获得充满希望的活力。相对于急性病而言，慢性病患者的希望动机是不同的。在慢性病中，在希望和绝望之间的选择不是一次性的，而是必须在每天做出选择。希望最初就不能与疾病的治愈联系起来。尽管如此，严重的、慢性的病患不是完全没有希望。在不能治愈的病患中，希望与坦率地面对疾病并向前继续走下去的勇气有关。在确信患者在将来是可治愈的、目前是可被治疗的时候，医生能够帮助患者树立有希望的能力。这不是一种无意义的保证。更确切地说，这是一件阐述患者病情的程度，与病患妥协，帮助患者即使生病也要向更好的生活努力。

因为它与可治愈的目标有关，强调对话和治疗关系权限的重要性，我敢肯定我看得很清楚了。仅仅当治疗疾病的努力失败的时候，像一些重大的事情一样，这种关系、这种活动，才会受到重视。它既不等于"好的临床方式"，也不是被贬低为与医学"科学"相对的"技艺"。我的论点——即一个根据20多年带着不可治愈疾病生活的个人经验与各种职业健康护理者一道工作，以及来自于对病患现象学的哲学思考的论点——如果没有这种关系和共同集中在患者的经验上，疾病被治愈是不太可能发生的。

按照对健康和什么才是减轻痛苦的宽泛理解来重新界定医学的目标，需要医学教育的巨大变革。在实践的层面上，拓宽医学训练的背景是必需的。目前，这种训练几乎全都安排在大的教学医院里。无论如何，患者（包括慢性病和晚期病患者）更经常地在急症危重时才被允许住院。于是，集中在住院患者身上，给予医学生一种医学目的的狭窄观点的印象。所有的医学生（认为他们的兴趣在未来的专业化上）应当经常需要花一些时间在与医院有关的其他的人和事物上。例如，作为他们训练的一个常规部分，学生应当护理住院患者和参加每天的专业性工作，持续护理慢性病患者。

在观念和实践两个方面，这样一种重新界定将需要医学教育者对病患的现象学给予更多的关注。除非学生确信良好的医学护理需要他们对病患体验给予清楚明确的关注（并且这种任务被认为是如同临床病理学一样重要），他们将认为患者个人的故事就像医学计划上一种相对不那么重要的脚注一样。的确，我正在逐渐地使人们相信，只要疾病的生物医学模式是追求完整和当作唯一真实的科学范式，那么，所有尝试对医学目的重新界定和人类化的医学护理都只是有限的成功。尽管医学院校努力提供了人文学科课程，选择有广阔的人文学科背景的医学生，教育学生怎样有效地与患者交流是何等的重要，但他们（包括他们自己在内）并没有缓解这些关注在生物医学模式中的绝对下降的趋势。所以，医学的一个重要目标在表面上与其说是解决我们身体和精神病患的紊乱，不如说是要发展一个置人类病患经验于核心的病患理论模式。

（感谢威廉·巴托洛梅医学博士的帮助和评论）

参考文献

［1］CASSELL ERIC J. The nature of suffering and the goals of medicine ［M］. New York：Oxford University Press，1991.

［2］CURRY R L. The exceptional family：walking the edge of tragedy and transformation ［M］// TDOMBS S K，BARNARD D，CARSON R A. Cbronic illness：from experience to policy. Bloomington：Indiana University Press，1995.

［3］LIDZ C W，MEISEL A，OSTERWEIS M，et al. Barriers to informed consent ［J］. Annals of internal medicine，1983，99（4）：539 – 543.

［4］STETTEN D W Jr. Coping with blindness［J］. New england journal of medicine，1981，305（8）：458 – 460.

［5］TOOMBS S K. The meaning of illness ［M］. Dordrecht：Kluwer Academic Publishers，1992.

评论　理解病患

E. J. 卡塞尔

　　这的确是一本令人惊奇的和不平常的著作。正像阅读一个趣味相投的朋友的书一样，我期望快点阅读完它。换言之，我发现自己洞察了新的深刻的事物，虽然我早就知道我曾错误判断过这些事物。每一次我阅读本书不会超过 10 页，因为其内容是如此的丰富而没有一句废话。在 100 多页思路清晰的正文与大量的附注中，图姆斯论证了患者和医生关于病患观点的差异和对患者护理中的根本重要性。因为这个观点不仅对于我们大多数人是熟悉的，而且是我们医学理解的基础，那么，图姆斯究竟写了什么如此重要的东西给我们阅读呢？

　　她一开始就告诉我们，"我对探索患者和医生理解病患性质差异的兴趣始于我本人作为一个多发性硬化症患者的经历"。虽然，她只是偶尔谈到她的多发性硬化症。疾病可能使她获得患者观点的入场券，但她发展了一种超乎于她作为一名多发性硬化症患者经验的理解——一种与医生观点相对的理解。她的多发性硬化症仍是重要的，显然，我们知道它不再是本书的中心任务，而只是作为一个在经验和理解之间差异的合适例证。因为她已经成为一个患者，她也已经了解了医生们，她可以从医生那里像交朋友和阅读一样学习到一些东西。所以，图姆斯也理解了医生们的观点的起源、重要性和驱动力——本书在两者之间维持了一种极好的平衡。

　　本书导言描述了现象学的任务。在最近的论文中，理查德·巴伦（R. Baron）指出，教会医生把现象学方法作为一种临床工具有困难。

在导言中，图姆斯证明了现象学的特征不仅有吸引力，而且建议把它作为临床技术的基础。就是在这里，我们开始理解她的贡献的重要性和对我们继续探索（她还没遇到的一些情况）的挑战。

通过强调第一手资料或直接的描述，现象学指出了探讨非沉思的、被视为理所当然的生活经验领域的意义。通过提供一种我们默认为日常生活世界的详细描述的方式……现象学指出了在生活世界的解释和科学概念化之间的一种清晰的、根本的和重要的区别。

医生和患者的不同观点并不是一个不同知识水平的简单事件（但经常被假定为这种情况），而是一种更深刻理解上的区别。这种区别在医患关系中特别的重要，在用生活经验这种直接方式体验的病患现象和科学地说明相抵触的经验之间存在着决定性的裂缝。

这就是说，她需要证明为什么医生对患者生活经验的理解对于全面发展医学是必需的。例如，她发现，在时间、空间和物体的基本范围，患者居住世界的意义与医生所理解的有所不同，并提出了"在医患关系中意义的系统失真"这一观点。所有会话的基础——所有主体间的相互作用——都冒着这些差异的风险。在医生行动的程度上（在当代医学中），主体间的相互作用将会失真。如果像通常的情况那样，医生就一个人的影响所及，其行为本质是非受训的——罕有例外，不是医生所受教育的作用。

关于病患问题的第二章是一个珍品。需要引述很多的内容才能分享作者对病患丰富而多维度的描述。据我所知，没有谁比她做得更好了。她描述了自己的经历、患者的自传文献（包括患病医生的大量自述）和现象学家的贡献。不要期望会找到另一个患者恰好类似于现象学家 A. 保罗阿德（A. Broyard）的描述，或一种呼吁把患者作为一个人那样来治疗的复杂技术（A. 保罗阿德的一个想法是渴望他的医生与他交谈，与他开玩笑，理解并赏识他）。图姆斯令我们感动而绝不是希望怜悯医生。她阐述了为了改善那些不完善的工作，医生应做得更多一些——为了按照她的观点改进急性疾病（如肺炎）的不合适模式，医生必须理解病患是什么。只有那些隐居者或对患者没有耐心的临床医生可能会疏忽这一章，而不知道这是一种对其工作很有必要的知识。

第三章章节最长，主要是论述身体。在它一层一层的关于身体的分析中，功能的失调和反映出来的意义以及病患逐渐显露的过程，是极精彩的。可以与 D. 雷德（D. Leder）最近有关探讨生命和解剖（结构）身体之间区别的论文一起来阅读，将更为有益。

当我读完这本书时，我问我自己：作者要求医生们怎样做呢？医生怎样才能同时关注与他们自己相异的两种非常不同的观点？他们怎样从不同层次的患者中收集需要做出两种不同的诊断信息，然后结合这种根本不同的"诊断"，形成一种能以此为基础的整体行动呢？

尽管从事这方面的工作已有好多年了，我仍未得到一个系统完整的答案，但我已有了一些线索。其一，应该摒弃疾病诊断比速记过程的名称没有更多事情的观念。疾病结构的意义，尽管它是有用的，按照本书的观点，它也会妨碍思考。其二，理解图姆斯告诉我们关于患者和病患是相互作用的另一过程——就像两个系在一起的轮子形成一个独特的形式重叠的图一样。其三，接受作为一个人，只有另一个人能够发现病患的事实。其四，着手发明那些将允许医生做所有这些事情的工具。其五，阅读图姆斯的书学习怎样从上述二至四的步骤。

目录

导论　一种现象学的探讨

　　我对探索患者和医生两者对理解病患性质差异的兴趣始于我本人作为一个多发性硬化症患者的经历。在和医生讨论我的病情时，我时常感到我们似乎在谈论不同的事物，目的也不同，双方从未完全相互理解。这种相互交流的无效多半并不是因为漫不经心或迟钝，而是由于双方对疾病性质看法的根本性分歧。与其说疾病代表我们之间一个共有的事实，还不如说代表着两种具有截然不同性质的现实——它对一方的重要性和特性的意义有别于另一方。

　　在本书中，我将提出用精神现象学作为方法去严格地考察医生和患者之间这种根本分歧的性质，[1] 尤其是用精神现象学来揭示他或她的经验意义的个体构成方式。

　　为了提供现象学描述，[2] 现象学家致力于从直接经验已有的东西切入，转而探讨意识所表现的关于事物本身的基本特性，并由此阐明意识的基本活动及经验的知觉结构。

　　现象学研究的主要目的之一，是让特定的事物以纯粹的现象（作为有意义的事物）出现，并致力于描述这些现象的恒定特征。正如爱德华·卡塞（Edward Casey，1976，PP.8～9）所指出的那样，"现象学家的基本态度是：无论某一事物原先的面目如何，关键是对这一现象正如它现在所表现的那样加以详细地描述"。

　　因此，现象学的态度就包含着一种根本的解脱，一种与我们日常生活中直接感受到的经验的"疏离"，其目的是为了使这种经验的性质及决定这种经验意义的基本意向结构更加明晰。[3] 如此说来，现象学从本质而言是一项沉思的事业。世界本身的一般意义（及我们对它的体验）便成了我们思考的重点。正如理查德·赞纳（Richard Zanner，1970，P.51）所指出的那样，我们的注意力已从参与这个世界转移到对这种参与本身的意义和层面的关注上。与其说现象学研究是对经验对象的直接的、不假思考的关注，倒不如说它包含着对经验的反思。其任务是阐明和清楚描述日常生活中视为当然的假设，尤其是将人们对外部世界的意识提到显著地位。为了清楚地描述意识的意向结构，现象学的反思以经验意义为主题。[4]

为了将现象正如它们呈现给人的意识那样加以描述，现象学家试图采取一种系统的中性态度。现象学的态度就是，使得有关"实在"性质的理所当然的预设不再有效，对于解释世界特定习惯方式的承诺不再有效。特别是，现象学家将所有源于自然科学（例如，因果关系的分析模式）的理论性承诺置于一旁，以便描述那些直接进入意识的东西。[5]

正如莫里斯·纳坦逊（Maurice Natanson）关于爱德蒙·胡塞尔的分类概念或现象学还原的解释那样，这种还原揭示的是**意向的领域**——经验的意识过程（"意向的活动"）和经验的对象（"意向的对象"）。

> 将世界加以分类既不是否认它的实在，也不是以任何方式改变这种实在；相反，分类是为了改变我认识世界的方式，这种改变使得我的注意力从"实在的"客体转向——我认为、面对、解释为实在的客体。我以自然的态度关注对象；而以现象学态度关注这个已知的、意识到的、意指的对象……这个对象正如我一样在现实世界中继续存在，但现在从现象学的意义上使我感兴趣的，是我在现实世界中对它的意识和感知。在还原的范围内我所反映的对象是真实的事物，一如我已将它视为真实的一样。因而，"这个"世界已为"我的"世界所取代，这不是在任何唯我论者的意义上，而仅仅是在"我的世界"指出了一个有所指的领域，它是由我个人的看、听、记忆、想象等活动所构成的（纳坦逊，1968，PP.58～59）。

这种"根本性的"反思并未否认物理的、社会的和文化的世界的存在，相反，它揭示了我们自发的、未加反思的经验中没有明确认识的"偏见"和理所当然的假定的存在。确实，现象学的还原仅仅揭示了我们头脑中每时每刻所预设的"世界的背景"的存在。

> 哲学家，就其专业而言，不应像一个普通人那样去思考，一个身心关联的主体，它是处在时间、空间和社会之中，正如一个物体处在容器之中。仅仅从这个事实——他不仅希望存在而且希望存在于一个他所能理解的背景之中——出发，他就必须悬置这些确信，即它在生活中特定事件的含义。但是，悬置它们并不意味着否认它们，更不是否认我们与物理的、社会的、文化的世界相联系的纽带。正相反，它是为了理解这种纽带，并且能意识到它的存在（梅洛－庞蒂，1962，PP. vii ～ xxi）。[6]

出于对第一手或直接描述的强调，现象学为解释未加反思的、理所当然的生活体验提供了方法，也为我们解释日常生活世界提供了详尽描述的方式。[7]特别是，现象学揭示了意义是按照某种特定的不变的意向结构所组成的，正是这种结构定义了意识。如果一个人想对意义做出描述的话，就应认同这些结构。此外，现象学在日常生活世界的解释和自然科学的概念之间提供了一种基本的而且是重要的区分性说明。

总而言之，精神现象学研究包含了下列内容：①努力去阐明意义构成的方式；②对生活经验的一种根本反思的承诺，这些经验要求（像一种方法论的策略）将理论的承诺和视为当然的常识性的预设搁置起来，以便将重点放在经验的感知过程和经验的对象上；③试图揭示现象的恒定性质并由此提供这些现象的精确描述。[8]

这种研究为明确描述医生和患者的不同视角提供了一种强有力的手段。尤其是，这种研究直截了当地将焦点集中于疾病现象及其由医患双方构成的意义方式之上。

必须强调指出，关于意义构成的精神现象学分析绝不能等同于经验心理学。[9]如果那样便误解了现象学方法的性质——尤其是现象学的还原，它涉及搁置所有关于世界性质的预设，这个世界是在经验科学的层面上起作用的。也就是说，经验科学始于（也停留在）"自然的态度"上，然而，精神现象学要对这样的经验性质进行批判性分析，就必须从"自然的态度"中解脱出来。[10]因此，与经验心理学关注心理学的"事实"有所区别，精神现象学关注的是对人的意识的客观活动的描述及日常生活中意义构成的方式。

在这方面，精神现象学的描述将集中于由不同层面的意义所构成的（感性的和理性的）病患现象。这样的分析不仅揭示了病患意义的巨大复杂性，也揭示了直接基于生活经验上的意义和由此而得到的抽象意义之间的本质区别。此外，为了将焦点放在病患现象上，必须阐明除了种种具体症状之外的、所体验到的病患的一般性质。[11]

为使医患双方对疾病意义的不同观点更加清楚，不得不提出某些问题。第一个问题是关于主体相互交流的结构——假定我的经验本质上就是"我的经验"，那么，与其他的自我如何进行可能的交流？一个意义共享的世界在日常生活中是如何构成的？[12]在最普遍的意义上，医患冲突中主体相互交流的难题是如何借助相互主观性的分析得以解决的？

第二个问题是——有关病患的直接体验与把疾病作为一种状态得到的抽象体验之间的区别。这种区别的性质究竟是什么？医生和患者是怎样不同地感受疾病的？[13]

进而，既然躯体疾病涉及人体，对医患双方理解差异的考察就必须探讨双方各自了解人体的方式。尤其是，为了理解疾病性质及患者的体验，必须着重关注症状的具体表现。这些体验在"正常"情况下和疾病情况下是如何表现自身的？患者对于患病躯体的了解与医生对于患病躯体的概念有什么不同？[14]

在下文中，我认为精神现象学为上述问题以及医患双方各自不同的角度提供重要的见解。特别是，它将表明这些不同的角度是出现在医患冲突中的意义歪曲的典型表现。这种意义的歪曲（distortion）不仅关系到疾病性质，而且也关系到身体体验的性质。医生和患者不是在一系列共同假设的基础上进行交流，而是在不同"世界"的语境中与对方做例行的交流，每一方的"世界"都是一种独特意义的眼界。

为了澄清医患双方的不同角度，我将表明这不仅仅是不同知识层面的事（有着太多这样的假定），而是在理解方面更为深刻的区别。尤其是，我将指出，区分基于直接经验上的意义和并非如此得到的意义是绝对必要的。继胡塞尔之后，我将对这两种态度做出区别，一种是"自然的"态度，它与日常生活世界直接的前理论体验有关，另一种是"自然主义的"态度，它涉及对直接体验的一种根本抽象，这种抽象有利于对于这些体验的因果结构做出一种理论化的科学的说明。在医患关系中，这种区分尤其重要，因为在这里，生活的体验与这类体验的科学说明之间存在着的根本性分歧直接与疾病的现象发生冲突。

在生活体验与科学解释（通过现象学的分析被揭示）之间的根本性分歧植根于医生—患者关系意义的根本歪曲——然而它往往未被明确地意识到，它对医患关系的影响也未能得到很好地理解。[15]

事实上，我认为它对于医患关系有着重大影响。尤其是，它将表明具体的病症表现与疾病状态的现象是截然不同的，两者绝不能相互等同。因此，当医患双方谈论"疾病"时，他们谈论的并不是一种共享的"实在"。

对于展现医患双方之间共享的意义来说，明确地认识到病患（illness）和疾病状态（disease state）① 之间的根本区别是非常重要的。对医学实践而言，它也有着重要的含义（这种含义将在整个分析过程中加以详细讨论）。例如，既然作为个人体验的疾病症状和疾病状态现象截然不同，那么，在提出治疗目标时，医生有必要明确关注患者的个人体验。在这方面，有关人体的现象学分析将提供这样的见解：疾病症状从根本上来说是躯体紊乱时的体验，而不是作为生物学躯体的功能障碍。因此，假如治疗目标就是为了达到这样的最佳效果，使病痛有所缓解，这时，注意力必定会转向患者体验的躯体不适，而不是仅仅导向疾病状态的客观的病理生理学。

本书所做的现象学分析表明，目前流行的关于疾病的生物医学模式（它倾向于将注意力唯一地集中于生物学机体的机能障碍和疾病状

---

① Illness 是一种更为通俗、口语的说法，指还未被医生确诊、个人体会到的、带有主观色彩的生病症状。Disease 指已被确诊的某种客观意义上的疾病。在本书中，视上下文需要，Illness 译为生病、病痛、病患、病情，Disease 译为疾病。——译者注

态的病理生理学），对医学护理而言是一个不完整的模式。本书还将提议，关于疾病症状的适当描述，不仅必须包括用临床上可加以界定的有关疾病状态的术语对它做出解释，还应包括对体验到的疾病症状的理解。在这一点上，本书还将表明，病患也可以被理解为世界上一种存在的特殊方式——展示某种典型特征的存在方式。如果我们想弄清疾病对患者意味着什么的话，这种特征必须被理解。[16]

尽管本书的重点在于解释医患双方的不同看法，我还将证明，现象学分析也为理解他们之间所构成的一个共享意义的世界提供线索。本书还将指出，医生和患者的生活世界为对疾病体验的共同理解提供了起点。尤其是，我将通过讨论证明对于在日常生活中身体状况的反思，为达到对于生病体验的移情理解提供了基础。另外，临床方面的描述也为病情的具体体验提供了洞察力。

最后，本书还将指出，医患关系是一种独特的"面对面"关系，它是基于患者对于病患的体验之上的。在疾病的"治疗"和"治愈"之间也应做出区别，书中还将证明"治疗"需要对具体体验到的疾病症状的理解。

1 医生和患者各自的世界

1.1 自己的世界

在对现象的描述性研究中，胡塞尔格外关注个体体验世界的方式。他按照意识的构造性活动分析了这种体验，并由此揭示了理解者与被理解的对象之间（譬如，有信仰的我本人和我所信奉的信念之间）基本的相互关系。为了揭示这种基本的相互关系，胡塞尔证实直接体验必然是独一无二的。[17]

为了强调对所体验现象的直接探索，胡塞尔致力于对我们所有关于日常世界（生活世界）的预设条件的批评性评价。他指出，我们并不倾向于有意识地反映我们体验"实在"的方式；我们只是简单地将日常世界中的"客观性"视为理所当然，却很少把它视为一个由意识的连续活动所构成的世界。[18]胡塞尔（1962，99.96ff）呼吁现象学家不要再将日常世界视为理所当然、不假思索地加以接受（他称之为现象学"还原"或"分类"的认知活动）。为了完成现象学的还原，体验本身的活动变得更加突出，现象学家关心的不再是这类对象本身，而是理解和体验的对象。

在他对体验的分析过程中，胡塞尔确定了某种意向结构的基本特征，并用它定义了意识。正是按照这种意向结构，一个人才能对构成意义的方式进行精确的分析。

关于意向性的理论

按照胡塞尔的说法，意识的基本特征是其意向性（intentionality）。所有意识必然都是自觉的意识。因此，假如一个人不提及意识活动及意识的指向对象这两方面，就无法理解意识本身。意识在知觉中是有方向性的，"意识到"就是将意识导向某个对象（即意识活动的性质是这样的：它们会导向所意指的对象）。所有的思考都是在思考某件事，所有的理解都是在理解某件事，所有的想象都是在想象某件事。因此，在意识活动（例如理解、记忆、想象之类）和意识的对象之间存在着**一种基本的相互关系**，这类意识的对象并不是作为"事物"来理解，而是作为意向性活动关联来理解的。举例来说，我眺望窗外，看见（察觉）花园里的树是靠近右边。后来我在记忆中回忆同一棵树，也许就会冥思苦想这棵树是如何出现的。在任一活动中，**意向的对象**，"被指向的树"，便从我的意向活动中引申出其意识（sense）。在第一种情况中，意向的对象是察觉到的树；而后者则是记忆或想象中的树。因而，要思考由意识构成的被指向的对象的意义，就必然要考虑体验的相互交错的体系——意向的活动和所意指的对象。

指向性（聚焦）

基于上述原因，胡塞尔指出，一个客体成为意识对象的方式是基于意识的明确关注或是与其本身导向该客体的途径紧密相连的。用胡塞尔（1970b，P.108）的话说，意识活动使得意识对象具有"突出的主题"。正是通过这样一种注意力集中的过程，客体的某些方面才得以明确地再现。例如，某人可能关心一瓶酒的颜色而非其味道；伊丽莎白二世可能作为英国女王被关注，也可因是菲利普亲王的妻子而受到关注。可见使得意识的对象具有突出主题的注意力聚焦可以发生变化。此外，一个人可能会以多种模式——认知的、评估的、情感的等——去注意对象（赞纳，1970，P.165）。作为体验对象的意义也随着注意力焦点的转换而发生变化。

暂存性

胡塞尔（1962，PP. 91～93，PP. 215～220）指出，意识的基本特性之一就是其暂存性。它不但意味着每个受到特别关注的事物都展现出一种暂时结构，而且这种暂存性也是一种整体的形式，它使得单个"经验流"之中的所有体验结合在一起。[19] 这种意识—对象结构的暂存性方面在意识对象的构成，尤其是在其主体间性（intersubjectivity）的构成方面具有至关重要的作用。在这种关联中，胡塞尔（1982，PP. 39～43）根据当下意识的暂时性来区别内在时间意识（意向结构的一个方面）和与其相关联的、固有的暂存性（意向结构的一个方面）的不同，前者将意识的对象综合成一个前后连贯的整体。

体验展示的是一个平面结构。这个平面结构和空间结构一样是暂时存在的。不断发展的意识流是这样的：每一个"现在的"感知在不断流动的连续序列——现在/刚刚过去/未来中，只是一个短暂的相位。然而，客体是作为暂时的统一体被体验的。在一个特定的时间序列中，"现在的"感知不是作为一种分离的、孤立的瞬间，而是作为连续统一体中一个不可或缺的部分出现的——这个连续统一体不仅包括现在的当下时刻（now-point），也包括刚刚过去及将要出现的当下时刻。体验的每个现在时刻都被各种体验的"边缘"（一个刚刚过去的时刻及一系列将来时刻）所包围，而这些体验都是关于客体的现在意识的一部分（胡塞尔，1964；1962，PP. 218～219）。在这个暂时的统一体的构成中，胡塞尔确定了一种特殊类别的记忆——原始记忆（"保留"）。对客体的持续意识是这样的：对客体过去的暂时相位都作为对客体现在的意识的一部分保留在原始记忆中。此外，将来的相位都是现在意识的延伸（或预期）。戴维·卡尔（1986，PP. 23～24）指出，胡塞尔关于内在时间意识的分析对此提供了极为关键的见解：暂时性必须被认为是一个具有过去和未来，并且为现在提供基准的"发生场"。暂存意识可以比喻为"一种跨越或包含了将来和过去的暂时基准的关注（gaze），暂时的客体以此为背景来表现自己"。

胡塞尔关于内在时间意识的分析揭示了生活体验的时间与客观时间之间的根本区别。生活时间是关于某个客体的暂时相位进行中的直接体验，它是通过在意识流里唤起的记忆和延伸的相互作用表达的。另一方面，客观时间是能用钟表、日历等计量的时间。阿尔弗雷德·舒尔茨（1976a，PP. 159 ～ 178）指出，例如某人听音乐时的体验，生活时间和客观时间的区别就已经显而易见了。在专心聆听音乐的过程中，听者没有意识到客观时间的存在。某个乐章与另一乐章用了相同的时间（用钟表计时），那完全是一件令人吃惊的事。而在实际感受音乐时，听者已沉浸在不断流淌的音乐中以及各个片段的自然衔接中。在生活中，经历着内在时间的持续流动，个体就生活在一个时间维度中，它是无法与那种能按客观时间计量的时间相比较的。其他经验同样提示了生活时间与客观时间的不可通约性。"不论我们是等候在为亲人进行手术的手术室门口，还是与志趣相投的同伴度过了一段心旷神怡的时间，我们的手表可能同样转动了 6 个小时"（舒尔茨，1976a，P. 171）。[20]

水平

体验的水平结构不仅是暂时的，也是占据有空间位置的（胡塞尔，1962，PP. 91 ～ 93）。我们思考的每件事都是作为"一个语境中的存在"来思考的（赞纳，1970，P. 154）。例如，当我转身去看花园中的树时，我察觉到树位于窗子的外面，靠着花园里的家具，位于栅栏的前面，等等。我眼中看到的树是衬托在相互感知的事物背景上的（假如我决定将注意力转向它们时，这些事物本身便能够成为我明确加以关注的焦点）。

另外，我对于树的感知还包括知觉表达的诸方面，而不是实际感知的诸方面。例如，我所处的角度只允许我看到树干的一面，而看不到树尖的枝叶。然而，意识的客体（看到的树）是作为前后连贯的整体被我理解的（换言之，我将这棵树理解为有一个背面和尖顶的客体。树的被感知的方面导向我的注意力未能明确集中的那些方面）。而且，我清楚地意识到，如果变换一个位置，我便能使这些现在无法看到的方面变成注意的焦点（我可以绕着树走到其背面；假如我爬上房顶或乘直升机飞越树尖的话，我甚至能看到树冠）。另外，我现在的认知与先前对于这棵特定的树的认知是相联系的（譬如，它过去的样子，或者昨天我绕着它散步时看到的情形，等等），而且也与我通常对树的体验相联系。

而且，这一水平不仅是占据空间的、暂时的，而且也是社会的、历史的、经济的、政治的等（赞纳，1970，P. 154）。没有一个客体孤立地为人所感知，相反，每个客体都是在"熟悉和预知的水平"中被人理解的（舒尔茨，1962b，P. 7）。

因此，意识的范围被融入一个有突出主题的核心之中，这个核心凸现于一个背景水平之中。这一水平不仅由感性经验构成（例如，交互感知的事物背景），也是由某人保留在记忆中的过往经验或现在知识储备中的经验构成的。因此，一个客体的特定意义不能与个体生活世界的意义背景相分离。

个人经历的地位

为了思考日常生活的意义构成，指出个体独特的经历在多大程度上决定了意识对象的突出是极为重要的；这就是说，个体所关注的东西依赖于他或她在社会中的境遇，也依赖于组成生活计划的选择、决策和设计的复杂体系。经验是用个人独特的境遇，按照其特殊的兴趣、动机、欲望、抱负、宗教信仰和意识形态等来感受、关注并使其重点突出的。[21]

在社会生活中，每个人都据有一个独特的地位。这个地位不仅就实际所占有的物理空间方面而言是独特的，而且就达到一个精心构筑的实在的意义而言也是独特的（先于接受现象学态度）。开始时，我们按照某种朴素的典型来解释常识性的实在。例如，当我看到邻居在挥手，便将这一行为典型化为友善的招呼，正如我将窗外的客体典型化为一棵树，将沿街行驶的客体典型化为一辆车一样。这种典型化，多半是受到文化和社会方面的反复灌输，从而赋予日常生活以一种理所当然的特性。不过，应该指出的是，这种典型化最初来自于父母和老师的熏陶，通过这一方式，我们对周围世界的理解便带有一种"沉淀过的"意义，而这种意义又是因人而异的。[22]另外，在我们的生活和日常活动中，我们积累了丰富的主观经验及独立生活所必需的独特的知识贮备，我们依靠这些经验和知识贮备才得以建构对于现实的深入理解。

在此意义上，指出体验的水平的、暂时的结构（上文已做过解释）确实构成了个人经历的意义是非常重要的。正如舒尔茨（1962f，P. 307）指出的那样，世界是围绕个体这个中心组织起来的，不仅从空间方面，也从时间方面（换言之，我实际的"现在"是所有时间观念的源头——过去和将来，迟的和早的，诸如此类）。更重要的是，舒尔茨指出，实际的现在（个体独特经历中的一个相位或要素）超越了此时此地，这就是说，正是现在使得个体对于过去已经出现过的事件的回忆和未来将要出现事件的期望结合在一起。[23]

不仅水平的、暂时的结构在意义构成中显而易见，而且，胡塞尔关于时间的分析也为弥漫在生活体验中的暂时结构提供了重要的见解。与其说现在是特定时间连线上的孤立瞬间，倒不如说它是在过去和将来的基准内总能体验到的当下时刻。卡尔（1986，PP. 18 ～ 72）有这样一种观点，这种暂时结构在经验的所有层面上都是显而易见的，从最简单的前反思体验层次，到简单的行动层次，直至行动的复杂顺序层次。这样的水平、暂时结构也展现在生活叙述的层面（卡尔，1986，PP. 73 ～ 99；麦克因特尔，1981，PP. 190 ～ 209）。[24]现在是按照过去的经验和将来的预期所理解的。

概要

概而言之，作为个体，我们发现自己总是被置于日常生活和直接体验的世界里。[25]为了使得这个世界具有可理解性，我们按照一个有意义的结构来解释它，并且我们还把我们所接受的"实在性"强加于这个结构。借助意识活动的意向性或指向性，我们才注意到个人体验中的某些方面，总是在一个包括独特个人经历和知识贮备，并且结合了过去和将来坐标的背景或基准之中得到理解的。

既然所有的体验都代表了体验本身和被体验事物之间的相互联系，既然意义的轨迹是基于意识的意向性活动，那么他人的体验便无法为我们直接理解。每个人都独自拥有他或她自己的现象，而这些现象只有他或她才能从根本上真正加以体验（博世，1970，P. 55）。正如胡塞尔（1982，PP. 113ff）指出的那样，他人世界的内容因此只能以"揭示"（appresent）方式为我所知。我无法直接体验这些内容。[26]

每个个体都保留体验的基本核心作为一个已构成的世界。在这样一个"为我所设的世界"里，事物已不再是"自然界中自在的事物——属于具有确定特征的精确科学的对象，这些仅被科学视为是客观的特征——相反，它们被体验、思考或被安置在这些事物，即个人意识的意向性对象之中"（博世，1970，P. 54）。

然而，作为个体，尽管我们以独特的方式去直接体验这个世界，我们还是察觉到自己被置于一个主体交融的（intersubjective）世界里，也就是说，生活在一个熟悉的世界中，其中的人们对于一个共同的观点能够达成共识。我将自己理解为一个处于其他经验主体中的经验主体（对于我本人这个经验主体而言，客体的存在是与我对它们的体验密切相关的），对其他经验主体而言，我本人是作为一个客体而存在的。因此，在这个世界中，我既是主体又是客体。此外，我是一个自我意识的存在，因为在一个主体交融的世界里，我意识到自己既是主体又是客体。[27]

这个主体交融的世界是怎样构成的？尤其重要的，假定体验具有独特性，那么，对于一个共同观点的共识又是如何实现的呢？

1.2 共有的世界

舒尔茨指出，日常生活世界是从一个主体交融的世界开始的。[28]个体是作为人群中的一员，被置于社会、历史和文化的环境之中，甚至个人独特的境遇在某种程度上也具有一种普遍性。换言之，个人的知识贮备（用以解释世间现实的系列典型）多半是从文化和社会方面取得的。以"自然的态度"，个体将"他人的肉体存在、有意识的生活、相互交流的可能性，及社会组织和文化的历史设定性"视为理所当然（舒尔茨，1962f，P. 313）。

然而，既然所有体验必然都是独一无二的，一个人只能拥有他人经验的间接知识——这种间接经验的知识可以通过诸如他人的体态和语言表达等外在事件来获得。[29]换言之，我能直接察觉他人的体态，但我不能直接理解他或她的思想和体验。[30]正是通过身体事件（例如脸红、微笑）、身体动作（例如疼痛导致的畏缩、点头示意）、身体活动（例如步行、谈话）作为媒介，还有通过语言交流，我才得以理解他人的思想和体验（舒尔茨，1962f，P. 135）。这类外在的参照形式（体态的表达和交流过程）建立了一个共有的环境（一个意义共享的世界）——至少在某种程度上，尽管完全的交流在原则上是不可能达到的，因为我们已经假定体验具有独特性。"他人的私人天地将永远处于一个无法接近的范围之中，因为它已超出我的可能体验范围。"[31]

舒尔茨指出，如果一个意义共享的世界（在共同的环境中进行交流）要建立起来的话，某些观念化——立场的相互转化的观念化和相关系统的耦合性的观念化——都是预设的。也就是说，一个"共同的"客体世界正是通过这种观念化才得以成为可能，因此它们也就成为交流的基础（舒尔茨，1962b，PP. 11 ～ 12）。在事件的一般过程中，"同样的"客体对我和我的同伴意味着不同的东西，因为我们每个人都是从各自不同的空间角度，并按照各自独特的生活经历、不同的近期目的和不同的参照系来体验这一客体的。通过舒尔茨称为"交互视角的一般命题"的两个典型化结构，常识性的思考克服了个体观点上的这些差异。这个一般命题由以下两个观念化组成。

（1）立场的相互转化的观念化。我认为是理所当然的，而且假定我的同伴也这样认为，假如我和他调换位置，使得他的"此处"变成了我的此处，正如他实际行事那样，我就会设身处地以同样的典型化来看待对象；再者，实际上在他范围中的事物也就落在了我的范围之中（反之亦然）。

（2）相关系统的耦合性的观念化。在取得反面证据前，我将其视为理所当然，并假定我的同伴也这样认为，我们独特的个人境遇所导致的差异，与我们当下的目的是无关的，他和我，"我们"都假定，我们俩已经在实际和潜在的意义上，通过相同的方式，或至少是"经验上相同的方式"，选择并解释了共同的客体以及它们的特征，也就是说，对于所有的实际目的而言，一个人便已足够（舒尔茨，1962b，PP. 11 ～ 12）。

上述两种观念化都是"思想客体的典型化产物，它取代了我和我的同伴私人体验中的思想客体"。在很大程度上，这是由于常识思维产物的作用，使得直接体验的私人世界进入一个与其他人共享的共有

14

世界之中。

概要

概而言之，共有世界是通过建立一个"交流思想的共同环境"，在与其他个体接触的过程中构成的。这种"交流思想的共同环境"的存在是可能的，因为我们日常所熟悉的世界已通过下述方式得到理解，这就是典型化，来自社会和文化方面的知识贮备，以及按照"交互立场的一般命题"。因而，成功的交流就预设了在交流者的描述性和解释的系统中，存在着一种理所当然的一致（舒尔茨，1962f，P. 327）。

（1）既然交流所使用的符号总是被交流者用接收者所期望的解释预先加以解释了，交流便被预设了：与交流者有关的解释系统和阐释者将要与之发生联系的交流符号在实质上将是吻合的（舒尔茨，1962f，P. 322）；

（2）交流者和阐释者的解释系统是不可能完全一致的（因为这类解释系统取决于他们各自独特的个人境遇）。因此，成功的交流只有在共享一个实质上相似的相关系统的两个人之间才可能存在。相关系统之间的差异越大，进行成功交流的机会越渺茫（舒尔茨，1962f，PP. 322～323）；

（3）交流的过程要想成功，必须包含一套共同的抽象概念或标准化用语。典型化是一种抽象形式，它为常识思维的标准化提供了基础。典型化出现在体验的前决定性阶段，即是说，前决定性体验从开始便是按某种典型组织起来的（舒尔茨，1962f，P. 323）。

1.3 医生和患者的不同观点

上述关于"个人世界"和"共有世界"的现象学分析为医患关系语境中意义的构成提供了重要的见解。这种分析揭示出，在医患关系的意义方面存在着系统化的曲解；尤其是，疾病被医生和患者以极为不同的方式所体验的。结果，与其说疾病代表了他们之间一个"共有的"现实，倒不如说它实际代表了两个截然不同的实在。

对诸如聚焦（指向性）、自然主义态度、暂存性和关联这类现象学概念的思考，揭示出医生和患者是从他们各自日常生活世界的语境去理解病患的，而双方各自的世界均为病患的意义提供了各自的基准。此外，事情已经变得很清楚，疾病的体验正是这样的，要构筑一个医患双方意义共享的世界是尤其困难的。

（聚焦）注意力

正如胡塞尔指出的那样，客体被体验的方式是与个体注意它的方式密切相关的。意识活动赋予客体以"突出点"。注意力的这一聚焦决定了病患的意义。这促使医生和患者关注体验的不同方面，因而，双方以一种截然不同的方式赋予疾病以不同的"突出点"。医生所受的训练使他将病患从本质上理解为各种躯体症状的集合，正是这种症状界定了一种特定的疾病状态。他或她将病情刻画为诸如"多发性硬化症""糖尿病""胃溃疡"之类的特定案例。而患者关注的则是另一种"现实"。患者不会把自己所患的病首先"视为"一种疾病过程。相反，患者基本上是根据疾病对日常生活的影响来体验它的。因而，有鉴于医生将患者的病情视为某种疾病的典型案例，而患者则因为病患本身的缘故去注意它。焦点是显然不同的。每当一个人将某件事作为案例来考虑的话，它便无法因其自身的缘故被人思考，它只能作为某事的例证而不是这件事本身。[32]

注意力集中的动机与个体在熟悉世界中的位置密切相关。职业实践培育了某种"思维习惯"，正是它为理解现实提供了意义的基准。这种"思维习惯"从许多方面来说，对于每一个职业而言都是独特的。它们代表了对世界截然不同的态度，并构成了一种职业的文化（凯思顿鲍姆，1982a，PP. 6～7）。

"思维习惯"以一种实在的方式决定了一个客体被赋予突出点的方式。例如，专业的艺术评论家与街上的普通人对一幅画的观感会大不相同。艺术评论家会受到其"思维习惯"的影响。这种思维习惯正是艺业专业的功能，他或她可能预先掌握了艺术家的技能、色彩的正确使用方法等，这些"思维习惯"在很大程度上将决定看到什么，以及这个客体得以明确呈现的方式。因此，艺术评论家的体验与未受过专业训练的人会有很大区别。确实，除非是以一种很肤浅的方式，否则让他们去谈论同一幅画是极为困难的。

科学的"思维习惯"同样也决定了赋予客体以突出点的方式。它提供了意义的一个基准，集中注意力的一个动机，及解释"实在"的一种方法。然而，针对"实在"，科学的解释与其他的解释是截然不同的。它尤其不同于日常生活中对"实在"的直接体验。[33]

纳坦逊提出，直接体验的世界要先于科学所派生的世界。我们首先直接地体验了这个"世界"。只是在反思和抽象时，我们才可能按理论化的、科学的构造使我们体验的某方面有所突出。即使这样，正如纳坦逊指出的那样，在直接体验和对于这一体验的因果结构的理论化、科学化说明之间仍存在着"明显的鸿沟"。

> 赫尔姆霍茨关于生理光学的一项研究并没有告诉我任何有关我瞬时体验到的视觉究竟是怎么回事……我的色彩世界首先是我的；它既未经过专业背景的加工，也不体现出视觉理论与瞬时呈现之间的相关性。仅在次生的意义上，我的色觉体验才落入视觉概念的一般科学范畴中。在某种意义上讲，我的色彩世界是个特权世界：就总体范围和内容而言，它所拥有的经验深度并不依赖后来的理论解释（纳坦逊，1968，P.95）。

纳坦逊指出，对于视觉有效的同样也适合于所有的瞬时体验领域。

在直接体验和科学的派生领域之间的"明显的鸿沟"在病患的体验中得到了具体的表现。患者是切身地去体会疾病的，他们用来界定病患的范畴主要涉及日常生活和身体功能。[34]医生可能仅仅根据科学理论来界定患者的病情，也就是说，按照医学行业流行的"思维习惯"，以"客观的"、可量化的数据来定义疾病。的确，医生常常假定这类临床数据唯一代表了一个患者病情的"现实"。[35]正如埃理克·卡塞尔（1983）指出的那样，在面对一个患者时，医生并不试图找出发生了什么，而是试图做出一个诊断。这两者并非一码事。诊断是"相对明确地为疾病定名，当某些指标与患者的病史、体检或化验及其他检查的结果相吻合时，这些疾病便被确认存在"（卡塞尔，1983）。在这个过程中，如果这些客观指标不能被吻合，医生便断定该患者所诉说的不是真正的病情，然而患者仍会感觉到其身体的不适。

值得注意的是，当医生自己生病时，他们便会立刻意识到他们自己亲身所体验的疾病与后来科学对疾病的解释之间存在"根本性分歧"（塞克斯，1984）。"在成为患者之前，我行医已有50年"，爱德华·E. 罗森鲍姆博士如是说，他是俄勒冈健康科学大学的风湿病学科的前主任。"直到那时我才弄清楚医生和患者所想的并非同一件事。站在病床边和躺在床上的看法是完全不同的"（罗森鲍姆，1988，P. viii）。以患者的身份来谈论生病体验的医生不仅切身感受到了这种体验上的不同，而且当他们与同事谈论起自身的病情时也存在着巨大障碍（拉宾，1982，PP. 506～509；利亚，1980；斯台顿，1981；曼德尔和斯匹罗，1987）。然而他们没有意识到这是由于二者关注的重点是不同的。他们的医学同行是根据专业方面的"思维习惯"来突出疾病的某一重点，而作为患者的他们是对病患作为生活事件来做出反应的。

自然的态度和自然主义的态度

上述直接体验和科学的派生世界之间的差别，已由胡塞尔（1970，PP. 321，379）按照"自然的态度"和"自然主义的态度"之间的区别做了进一步的阐明。按照"自然的态度"，世界本身并未作为一个意向的客体被明确地突出某方面的重点。相反，我们通常是将世界的存在（及其中的客体）视为理所当然，而且根据我们主观的、有兴趣的选择以一种实用主义的方式在这个世界里活动。

这就是说，我们总是处在直接体验的世界里。我们所做的和我们视为理所当然的都是预设的和预给的，我们从来都没有明确地去研究这个作为世界的世界。

正如科哈克解释的那样：

当胡塞尔谈及自然的观点时，他并不认为是某些生物学的需要将某种形而上学强加给我们，而只是我们根深蒂固的常识习惯，我们甚至都未能意识到它的存在，将我们引向形而上学。准确地说，这是因为我们的常识是习惯性的，不受自我意识的影响，因为它已预先存在于这个被称为"外在的"世界中，它假定"现实"本身是"外在的"，仅仅被动地呈现给"内在的"主体。这种转换是不易察觉的，却也是意味深长的。正是在生活中，现实为一个客体所体验。正如常识所理解的那样，现实是个客体，而体验仅是它的附带产物而已。它已不再是作为论据的事实，而是常识知识不被承认的理论假设。胡塞尔称之为"自然立场的主题"：世界是外在的，仅仅对它的反映是"内在的"。我必须寻找一个"外在的"解释；或者简言之，生活体验就是要加以解释的东西，而世界就是解释它的东西。常识假定，为了理解我的体验，我需要弄清我正在体验的东西，但必须发现在这个世界上是什么正在引起它（科哈克，1978，P.32）。

然而，在"自然主义"的态度方面，其意图是将世界作为"客体"凸现出来，并将世界本身作为一个科学的对象来加以考虑。"自然主义"（或科学的）态度的目标是抓住"现实"的本质，并按照某些"客观的"描述来反映这一"现实"，这种"客观的"描述将准确地刻画"事物本身"的特性而排除个人对它的体验。

正如纳坦逊指出的那样，在直接体验的世界和科学世界的差异之上，还存在着"自然的"和"自然主义的"态度之间的差异。为了按照客观的、科学的术语对患者的病情加以概念化，医生仍保持着"自然主义的"态度。在医生"自然主义的"态度中，实际上将病情具体化并将它理解为客观实体——一种疾病状态。这就是说，"自然主义"态度的目的在于把患者的病情作为一个病理学"事实"加以领会。正如理查德·巴伦（1981，P.7）指出的那样，对疾病的准确诊断的普遍信奉（commitment）——这是现代医生的标志——重点关注的是这一概念，即存在一种纯粹的疾病状态，严格地说，它与患者的体验是有所区别的。[36]因此，患者被当成"半透明的屏幕"，而疾病就在这屏幕上生动地演示。结果，在"自然主义"的态度中，患者对于病情的主观体验被忽视了，这一切都有利于对疾病状态作客观、定性的描述。正如米歇尔·方考特评论的那样：

> 为了知道病理学事实的真相，医生必须将患者抽象化……矛盾的是，对于他所罹患的病痛而言，患者只是一个外在的事实；医学报告仅把他放在括号之中加以考虑。当然，医生必须知道"我们身体的内部结构"，但只是为了能更从容地对待这一切，医生要从对"症状的性质、并发症、呻吟声以及其他伴随疾病而来的现象"的关注中解脱出来。作为一种相对的性质，它不是与生命相关的病理学，而是与疾病本身相关的患者（方考特，1975，P. 8）。

因此，疾病正如它按"自然主义"的态度所理解的那样，代表了从患者的直接生活体验中提炼得到的科学抽象。

暂存性

关于病情的生活体验，回忆一下生活或（主观）时间与客观时间的差异是很重要的。患者按照"生活"时间的不断流逝直接体验他或她的病情。例如，假如某人患了疼痛症，每痛一下并不代表时间刻度上一个不连续的短暂的瞬间，而是代表一段连续的不舒适状态，其中过去和未来的痛苦连接成一个凝固的现在。关于这种暂存性卡文·舒拉齐发表如下看法：

> 疼痛的瞬间……并不遵循由钟摆的摆动或钟表的滴嗒声所划分的有规律、已安排好的分和秒的顺序。钟表上的时间是等位的。每一单位的值都是相同的。而一个正处于疼痛中的人的时间是不等位的。它的值伴随疼痛强度情绪的波动及当下的关注点而变化（舒拉齐，1982，P. 122）。

由于病患"贯穿整个生命过程"，它是作为一种现时的、持久的意识为人所体验，这种功能失调难以用客观时间进行度量。为了全神贯注于此时此地，生病的人很少注意时钟上的时间。数分钟也许就像数小时，而数小时则像是数天。[37]患病的人就像舒尔茨所说的音乐片段的欣赏者（beholder）。正如在欣赏音乐时很少留意时钟一样，但他或她也许稍后会惊奇地发现这一乐章与另一乐章所用的时间竟完全相同，所以生病的人也很少去留意整个不适过程实际在时钟上流逝的时间。

医生使用客观的时间刻度去测量，把患者的病情定义为一种疾病状态（并打算通过治疗来纠正）的身体事件和生物学过程。结果，医患双方便按照两种不同而且无法比较的时间维度来构建病情和疾病状态的暂存性。[38]

关联

舒尔茨曾经强调，一个人所关心的东西取决于其所从事的工作以及在其生活中起作用的相关系统。舒尔茨特别提到（1962d，PP. 226 ～ 229），日常生活的世界是受实用的动机支配的，它分成主要和次要的相关层次。个体把那些客体置于最重要的位置，它们实际上有可能成为未来可能的目的或是实现计划的手段，或者是有可能成为危险的或有趣的或其他的相关物。此外，舒尔茨表明，在日常生活的实际范围内，整个关联系统受到他称之为"基本焦虑"——"我们每个人的基本体验：我知道我会死，我害怕死亡"——的支配。[39]

在从事科学项目时，科学家会采用一个关联系统，这个系统受"当下陈述问题"的支配（舒尔茨，1962b，P. 37）。通过"陈述当下问题"，科学家确定在研究过程中所涉及的相关物和指导原则。结果，这个关联系统发生了转换。科学家在研究过程中所关联的事物也许与他或她的日常生活是毫不相干的，反之亦然。

医生根据科学训练和职业目的去关注疾病的体验。为此，他们专注于疾病过程本身。因此，临床数据就是最重要的关联物。然而，患者很少关注客观的临床数据，与他们最为相关的是病患将会给日常生活带来的影响。

列奥·托尔斯泰在《伊万·伊里奇之死》一书中捕捉到了这种定位上的转换：

对伊万·伊里奇而言，只有一个问题是重要的：他的情况到底有多严重？可是医生忽视了这个不合时宜的问题。以医生的观点来看，这个问题不屑一顾，真正的问题是在肾、慢性黏膜炎或阑尾炎之间做出决断……（伊里奇）在回家的路上仔细品味着医生所说的话，试图将那些复杂的、晦涩难懂的科学术语翻译成平白的语言，并找出下面问题的答案："我的情况很糟吗？是不是非常糟？还是没什么问题？"（托尔斯泰，1978，PP. 520～521）。

沃克·帕西（1954，PP. 125～126）对于知识和消息之间的差异做出了详尽的区分，他认为，"知识"是任何人在任何时间、任何地点都可以获得的东西，如水的沸点，而"消息"则表达了一种"偶然的和不可重复的事件或状态，它……尤其与消息的接收者的具体境况有关"。对个体而言，一段陈述的意义将依赖于他或她的处境。帕西说："欲要表达，但是对于真实的含义根本就无可奉告。假设它们是普遍适用的，然而对于读者来说，根据其所处位置的不同，这些表述就会显示出本质上的不同含义。"（帕西，1954，P. 128）例如，因海难而流落荒岛的人和处在文明中心的人对"山那边有水"的陈述就会做出不同的反应。当这句话对一个人可能有极其重要的意义时，对另一个人则可能引不起任何兴趣。

为了接近客观性，科学家已经从他或她生存处境进行了抽象概括。对科学家来说，意义重大的一种"知识"对其他人而言，可能只不过是一条"消息"；也就是说，信息与具体的处境有着密切的关联。这就是医患冲突的实情。临床数据对于患者代表"消息"，而对医生则意味着"知识"。所以，每一方对这个信息都以截然不同的方式做出反应。

在这方面，卡塞尔指出，患者既是体验者又是"意义的赋予者"（assigner）。对某个特定患者而言，病患的意义将取决于"他的诸种意义的集合体"——这个集合体必然也是他或她独特人生境遇的一种体现。因此，疼痛体验在一个患者身上可能是因为心脏病发作，而在另一位患者身上只不过是消化不良。疼痛的重要性将取决于特定患者的生命历程以及其中的个人体验。同样，对特定患者而言，临床数据的意义取决于他或她的独特人生际遇。一项临床诊断可能会被一个患者视为"很糟糕",而在另一个患者看来只是"不太方便"。每个人对诊断"消息"的反应均与他或她的具体境遇密切相关。在这种联系中,现在是按照意义赋予者与个体独特生命计划有关的过去体验和未来期待所组成的。

正如卡塞尔(1979,PP. 204 ～ 205)所指出的那样,医生也是"意义的赋予者",在这个角色中,医生获得了患者关于病情的主诉,并按照他或她对于疾病过程的理解重新加以解释。也就是说,在倾听患者对于病情的描述过程中,医生将这些描述按其所学的生理学、解剖学等知识加以理解(也就是说,患者的生活体验被置于"自然主义"的态度中),以便决定治疗措施。然而,医生和患者对意义的指向迥然不同。

医生是依照某种医学上的目的——诊断、治愈和预后来界定"当下的问题"的。这些目的似乎与患者是共享的。然而,正如巴伦(1985,P. 609)指出的那样,患者界定"当下的问题"是出于不同的目的。患者寻求的是解释、治愈和预测,这并非一码事,患者的目的与疾病的定性有关。他们力求使疾病体验与日常生活相结合。为了寻求解释,患者寻求一种对病患体验的证实,寻求能合理地说明身体出现不适的手段("你痛是因为你有胆结石")。假如没有现成的解释("你的体检结果是阴性,我无法找到病灶"),患者就弄不明白病痛的意义。为了能够治愈,患者期望有一个完美的康复计划,以求找到一条路径回到他或她生病前状况。为了寻求预后情况,患者期望得到一种对他或她个人而言将会发生什么的预言。

然而,巴伦提出,医生的诊断、治疗和预后的目的常常体现"次要的或派生的目的":

> 诊断对我们而言只是进行分类(例如急性粒细胞性白血病或急性单核细胞性白血病),而不是解释。治疗实际上从来不能促进痊愈,当然治疗本身常常会对患者生活产生影响,改变了"回到从前的方式"。预后总是从统计学角度而言的,从这种意义上讲,它很难告诉某个人,他或她将来会怎样(巴伦,1985,P. 609)。

　　既然医患双方对"当下的问题"的界定不同，这与他们处于不同的地位和有不同的目的有关，那么，他们也就不可能与这些各自的目的共享一个关联系统。这一点是很清楚的，例如，患者的关联系统是按非常明确的方式受"基本焦虑"支配的。患病体验是这样的：个人直接面对其自身固有的脆弱性。据此他对病情"消息"产生相应的反应。另外，医生则是根据关联系统——它是科学训练和职业目标的一种体现——来关注患者体验的。在这方面，医生对患者的恐惧和焦虑不加考虑，而将注意力集中于作为"知识"而非"消息"的临床数据，以便决定可能的治疗方案。结果，大多数医生倾向于在一个比患者的关注更为狭窄的目标范围内采取行动，并且关注的不是患者的切肤之痛。[40]

"交流的共同环境"

　　为了探索医患双方构筑病患意义的不同方式，指出下面这一点是非常重要的：病患的体验是这样的，正如舒尔茨认为的那样，这种共同理解的因素并不再能为构成一个"共同世界"提供手段。医生和患者发现，要在一系列共享的假定基础上交流关于病患的体验是极为困难的。

　　舒尔茨指出，成功的交流过程必须涉及一系列共同的抽象概念和标准术语。典型化是抽象概念的一种形式，它为常识思维中的标准术语提供了基础。的确，个体通常依照典型化来理解日常生活，这种典型化组成了当下知识的贮备并使经验成为可预测和可控的。通过这种朴素的典型化，日常熟识的世界便呈现出一种理所当然的特性，以致一个人期望事物会或多或少像它们过去已被证明的那样继续发展下去。这种理所当然性充溢于日常生活之中，而且它建立在当下知识被典型化的贮备基础之上，从而使一个共享的体验世界成为可能。特别是，共有的典型化为成功的交流提供了背景。

　　在医患冲突中，经常见到这样的情形：医生和患者未能在一套共享的典型化的基础上进行交流。首先病情的生活体验是这样的，医生将患者的症状理解为特定疾病状态的一个典型例证，而患者则将这种失调看作一种独特的个人事件。正如前文所指出的那样，其焦点显然不同。典型化意味着把客体看作一种特定的典型存在（例如，当作一棵树、一部汽车、一座山，诸如此类）。因此，把特定的一种病情看作一种典型化就意味着不是从其独特性方面去考虑，而是将它看作不再是它自身的某类事例（例如，作为糖尿病、水痘、麻疹的一个典型病例）。在病患体验的过程中，患者并不只是将机体失调作为疾病的一个典型案例来体验的。相反，患者是以一种独特的生活方式来体验病患的，也就是说，疾病影响了他的特定生活状态。（卡塞尔，1979，PP. 203 ～ 205）在这方面，生活体验的暂存性是很重要的。要将某个事物作为典型化来理解，就意味着把它与生活时间里正在发生的一切分离开来。[41]

此外，病情对患者生活的影响可能会这样，他或她发现很难轻易将此体验与日常事务结合起来。当生病来得太意外或其性质显得严重时，这种情况可能尤为突出。在病患的体验中，理所当然的日常生活也成了问题。受到主要威胁的是自我的完整性（个人自身），而且，整体性这种最基本的丧失（本体论的威胁），无法轻易按照朴素的典型化加以解释。就个人而言，日常生活中最深刻有效的假设是，我将继续活下去，并且正是按照这个假设，一个人才会去从事种种日常活动。[42]然而，疾病的侵袭使一个人具体地面对个人的脆弱性。深陷于患病的体验之中，一个人还会深切地意识到熟悉世界的不可捉摸性。不再能够设想事物将按原来的样子继续下去。因此，生病的人将会发现先前关于熟识的生活世界的假设，及日常生活的知识贮备，均不可思议地难以解释现实存在的危机。患者无法轻易将病患与平时用来整合和解释体验的典型化模式相适合。[43]

例如，仔细考虑作为典型化事件的死亡和作为个人的具体的死亡意识之间的不同，在后者中，我，正是我自身，将不再继续活着，正如海德格尔在著作中描述的那样：

> 在公开场合，在我们的日常生活中，在我们相互之间，死亡是作为一个随时可能降临的灾难为人所"知"的，譬如一个"死亡病例"。某人"死了"，他或许是邻居，也可能素不相识……和我们不相识的人每日每时都在"死去"。"死

亡"是作为世界范围内正在发生的众所周知的事件与我们相遇的。它具有日常生活中所面临的某些事物的那种难以觉察性。……"一个人死了",对于这个短句的分析清楚地揭示了这一类型的存在,它属于时刻会走向死亡的存在类型。如此说来,死亡是作为某种不明确的事物为人所理解的,首先,它必然从某处或他处按时到来,但对某人而言,它虽然很接近却不会马上出现,因而也就没有威胁。"某人死了"这一消息在公众中流传开来,对于听到的人来说,死亡,仿佛是"他们"。按达森(Dovsein)的解释方式,可以说"某人死了",因为除此之外的每一个人和说话者本人都可以用"死的绝不会是我自己"之类的话谈论他人(海德格尔,1962,PP. 296～297)。

因为生活体验在其存在的层面上是独特的,生病的人常常发现要与他人在共享的典型化基础上交流体验是困难的。

医生却能够按照其日常知识贮备解释患者的病情,并且根本就没有意识到,患者是不会将病患想象为一种典型化的。而且,医生用来界定患者病情的典型化标准与界定日常生活的典型化标准是大相径庭的。医生,正如任何其他专家一样,通过训练获得一整套新的典型(type)。[44]这类科学的典型化正是舒尔茨(1973,PP. 314～315)称为"知识的专有性"的特点。知识的专有性有别于一般知识(即按常规传递给每一个人,从原则上讲所有人均可得到的知识),前者的获得要经过复杂的学习程序。结果,这类专业化知识只有"专家"才能得到。[45]因此,那恰恰是医生,不仅把患者的病情理解为一种典型化,而且他或她还是按照科学的典型化来想象它的——后者与患者在日常生活中所用的典型有显著区别。

当一个人总是以其独特的方式来体验病患时,他也许是在理性的层面上将病患体验的某些方面加以典型化。例如,某人可能留意到发烧、咽喉肿痛及全身肌肉疼痛的感觉,并把它们看作是流感侵袭时出现的"典型的"症状。的确,作为一个多发性硬化症患者,我能够将我的某些永久性或进行性的躯体功能丧失(诸如平衡功能丧失、步态紊乱等)作为我的功能失调的"典型"来理解。不过,应该注意到,这些典型化在很大程度上仍与我的独特病患体验有关（而不是反映一种抽象的、客观的疾病过程的典型化例证）。对我来说，多发性硬化症中平衡感的丧失在这个意义上成为一种"典型化"的体验，那就是说，我在家里行走时必须扶着家具或墙壁（更为奇特的是，我在门厅中必须靠住书柜才能稳定，当穿过书房时还得抓住一把椅子）。我的步态不稳是"典型的"，这不仅在许多多发性硬化症患者都具有这一体验的意义上而言，而且还在于我的病患是与我拥有的"典型"方式结合在一起的，也就是说，行走是吃力的、不协调的，只有在他人或拐杖的帮助下才能完成。

因而，在探讨医患之间的交流过程时，认识到在成功的交流中典型化的作用就极为重要。医患双方在何种程度上共享一套共有的抽象概念或标准化术语系统？显然，在某种程度上而言，医生和患者在这一基础上，即患者试图描述机体失调的体验而医生开始做诊断时，共享一系列的典型化（譬如，前科学的典型化）。这就是说，患者试图以不同于典型化的方式来描述他或她的非典型化体验，而医生则试图在科学知识理解它之前，就用一种"朴素"的方式理解这种非典型性。正如米歇尔·施瓦茨和奥斯伯恩·威金斯（1985，P.354）曾表明的那样，医生是在前科学的典型化基础上获取病情的理解的（例如，肺气肿的科学概念就预设了对于气喘的一般理解）。然而，为了接受科学态度，医生转向了科学的典型化层面（这种典型化在正常情况下是无法与患者共享的）并将患者的病情概念化，使之或多或少代表了某种客观的、疾病过程的典型案例。在这个层面，医生和患者不再能基于共享的典型化系统进行交流。而且，尽管患者试图用典型化术语来描述其病患，但其通常还是以独特性来体验病患的。

然而，为了交流关于病患的认识，医生和患者设想他们正在讨论一个共享的现实、一个共同的对象。这种假设是建立在"交互观点的一般主题"的两种理想化基础上的。通过个体视之为理所当然的"立场相互转换性"的实现——并且假设其同伴也如此认为——假如他们交换位置，那么从本质上讲，每一方都会看到对方现在看到的事物。通过"关联系统的一致性"的实现，个体会把这些视为理所当然，这就是说，源于他本人及其同伴独特生活境遇的观点上的差异与当下的目的是不相干的，并且他和同伴已用一种相同的方式，或者至少是一种能够满足所有实践目的、"经验上相同的"方式，来选择并理解共同的客体。

这样，为了交流关于对病情的认识，医患双方均假定他们是在一个共同理解的基础上这样做的，这就是说，他们是以一种"经验上相同的"方式来理解病情的。患者想当然地认为，医生主要而且本质上是将病情理解为对他或她个人生存的一种威胁。医生则假定，患者是根据"客观的"临床数据来理解疾病的（尽管不完全是这样）。因此，常识思维的构造，与其说使医患双方能够共享一个共同的"现实"，倒不如说更加深了他们各自世界之间的巨大分歧。

然而，这一"立场的相互可变性"的失败并不仅仅只是关系到对于共同客体的不同解释。[46]从更基本的方面来说，对病情活生生的体验恰恰无法代表共同的客体。生病的感受首先，而且最重要的，是一种主观的体验。如此说来，它是一个内在的事件，在很大的程度上，是无法与他人共享的。例如，这绝对不是一件显而易见的事情，如果你我交换位置，那么，当这样一种内在的体验，如疼痛降临时，我也能实实在在地与你有同样的感觉。疼痛如何定位？它不像桌上的一个杯子，是你我都能看见的对象，而且（假如我们交换了位置）我们可能也会以本质上相同的方式来看见这一对象。[47]但是，生病的感觉却具有不可分享的特性，这是因为它源自于一种内在而非外在的事件。[48]确如伊莱恩·斯卡里所指出的那样，看来没有合适的语言可以与另外一个没有过体验这一内在事件的人交流关于疼痛的看法：

> 当一个人谈到"自己身体的疼痛"或者"他人身体的疼痛"时，他可能几乎是在谈论两个截然不同的事件。对于身患疼痛的人来说，可以"毫不费力"地理解疼痛（就是说，即使不付出很大的努力也很难不被理解）；而对于未亲身经历疼痛的人而言，无法领会它也是"毫不费力"的（即很容易完全意识不到它的存在，即使努力地去察觉了，也很容易持怀疑态度，或者是固执地否认它的存在，最后，如果在持续关注的最大努力下成功地察觉了"它"，那么所理解到的令人厌恶的疼痛也只是"它"这个此在的朦胧的阴影而已）（斯卡里，1985，P. 4）。

阿瑟·福兰克（1991，P. 29）说："无论如何疼痛都是癌症患者生活中最难对付的部分，它可能也是最难以描述的部分。"

> 我们拥有大量描述特定疼痛的词：剧痛、跳痛、刺痛、灼痛及钝麻痛。但这些词无法描述疼痛的体验。我们缺乏词语来表达生活于这些痛苦中的人所感受到的体验。由于无法表达疼痛，我们渐渐认为无话可说。沉默之后，我们渐渐与疼痛相隔绝，而隔绝更加剧了疼痛。正像生病的感觉，只有当你自己生病时才能体会一样，疼痛感也只有当你处于疼痛中时才能领悟（福兰克，1991，PP. 29～30）。

病患的这一不可分享性不仅导致了"立场的交互可变性"的失败，也导致医生和患者在描述图式方面的不一致。从某种意义上说，在医患双方的交流过程中，语言似乎描述了两种性质截然不同的存在。对患者而言，语言是用以描述（尽管不够充足）作为内在事件的生病感受的；而医生则用语言描述潜伏在患者的主观体验后面的疾病。这就是说，语言所描述的对象不是双方共同的客体。

造成病患体验不可分享性的一个重要因素是内在时间和外在时间（生活时间和客观时间）的不可通约性。患者必须依照外在时间（既然这是关于时间的共同语言）来描述病情。然而，一个人却是按内在时间来直接体验他的病患的。外在时间的参照系代表了强加于生活经验的一个解释方案。必须用客观时间刻度来交流处于内在时间中的生活经验，这就使关于生病感受的交流出现困难。要测量他人身体内正在经历的这种感觉的持续时间常常是很困难的。

正如舒尔茨所指出的那样，成功的交流还预先设定了在交流者的解释背景方面具有某种理所当然的一致性；这就是说，交流者假设对方解释者将按与他或她本质上一致的方式来理解他或她的交流符号。然而在医患关系中，这种假设是存在问题的，因为交流者（患者）力图使交流符号与他或她对病患的主观体验联系起来，而解释者（医生）则将这些交流符号与疾病联系起来加以解释。正如舒尔茨指出的那样，从原则上讲，解释方案的完全一致是不可能的（因为这一解释方案取决于交流者独特的人生境遇）。因此，任何成功的交流都取决于交流者应在本质上共享一个相似的参照系统。然而，正如上文指出的那样，医生和患者在本质上并不共享关于患者患病感受的相似的参照系统。

概要

简而言之，上述分析揭示出，存在一种系统地曲解医患关系意义的趋势。在日常生活中，共同世界通常是通过建立一个"相互交流的共同环境"而构成的。这种"相互交流的共同环境"的建立是可能的，因为某种常识思维的构造和诸如共享的典型化、一致的解释方案以及本质上相似的参照系统等因素在很大程度上克服了个人观点方面的差异。交互观点中一般主题的失败（它是基于生病感受的不可共享性）和医患之间在典型化、解释方案和描述方案等方面的不一致，给建立一个意义共享的世界带来了特殊困难。

1.4　对医疗实践的影响

意义构成的现象学分析为那些从事医学实践的人们提供了某些切合实际的观点。首先，这样一种分析揭示出医患之间观点上的差异要比通常的认识严重得多。现在越来越清楚，这种观点的差异并不仅仅是不同知识层面的事——就像它通常被假设的那样——而是基于生活体验和科学的概念化之间的区别。患者必然是直接体验病患的。而医生则从某种程度上仅将病患理解为一个科学的构造（即作为一种疾病状态），因此他或她便脱离了患者的直接体验，并在双方的认识方面形成了一个至关重要的分歧。

为了揭示生活体验的首要性，现象学的描述给予患者对于生病感受的主观体验以正当性，它要高于后继的对于这些体验的科学化说明，现代医学的危机表明，患者方面的主观体验常常被当成不可靠的"软性数据"，而在本质上遭到轻视，而实验室检查、X光之类的"硬性的"、客观量化指标则受到偏爱（舒尔茨和威金斯，1985；恩格尔，1977b；巴伦，1985；东尼利，1986）。上述分析表明，患者的体验必须受到重视，这不仅因为它是对于抽象的"客观"实在的一种主观描述，而且还因为患者的生病感受是通过其生活体验实在地反映的。

这是一个重要的见解——在意义的构成中，在体验者和被体验的事物之间存在一个基本的关联——考虑这一因素很有必要，即每一个患者都具有他或她个人的对于病患的体验。没有任何两个患者会对他们的机体失调赋予完全同样的意义。因此，不仅用一种独特的个人境遇而且根据较广的社会意义（它是特定种族和文化背景的一种功能），来考虑患者世界的"基准化"就变得尤其重要。例如，正如卡塞尔（1979）和阿瑟·柯林曼（1988）这样的医生表明的那样，某种特定病患对于特定患者的意义将取决于"他的意义的集合体"——这个集合体部分是被社会意义所决定的。了解患者的文化背景是绝对必要的，因为根据特定种族和不同文化背景，以及根据植根于特殊生活经历中的个人意义，疾病症状会有不同的意义（柯林曼，1988，PP. 21～24，PP. 100～120）。

作为体验者，医生当然也同样是病患意义的赋予者——这种意指源自他或她的生活境遇而且必然与患者的意义赋予有所区别。研究表明，正是这种情形可以证明，当医生开始着手构建一个能与患者共享的意义世界时是多么可贵。在面对患者以及患者的病情时，能够控制个人的反应以及感受的医生，更能够识别这些预设概念并把它们搁置一旁，因为这些概念也许会妨碍医生去探索患者世界的内在意义（埃德和萨默尔，1987）。在这方面，指出这一点很重要，在与患者面对面接触的过程中，医生可能将病情体验为"受挫的""令人生厌的""有趣的""某种能力的受限""对某种专长的挑战"等。换言之，医生对于患者的病患的生活体验与患者对于自身病患的体验存在着重大差别。

理解患者生活体验的重要性不应被低估。假如医生不考虑病情对患者意味着什么，治疗取得成功的可能性将微乎其微（柯林曼，1988；PP. 239～241）。如卡塞尔（1982，PP. 639~645）曾表明的那样，除非关注这种意义，否则医生不可能说出患者的病痛。个案研究证实，那些关注患者体验意义的医生发现他们能更好地照顾患者。例如，霍利·雷和莫顿·雷瑟（1980，P. 243）指出，对于患者所经历的一切能够取得理解的医生会以细致的治疗方案进行有效的诊治。卡塞尔（1985a, PP. 157ff）详述了一个病案，一个患者患有难以治愈的咽喉疼痛，而该患者的父亲即死于食道癌。理解疼痛对于该患者的意义，使卡塞尔能够缓解病痛给该患者造成的身体症状。为了根据慢性患者特殊的病患体验来探索其内在意义，柯林曼（1988）提出了一种切实可行的方法来治疗那些慢性病患者。奥利弗·萨克（1985）用他自己的病史证实，医生的"人性视界"（与其"医学视界"相对）能够为患者的特殊情形提供可贵的见解。仅从临床数据这一角度出发，这些数据是不容易得到的。医生的"医学关注"导向临床图景，而其"人性视界"则集中于患者身上。

医生长期关心的某些问题，譬如大量患者不遵从医嘱的现象，一旦认识到医患双方在大多数时候并不共享同一个参照系统，就可能更容易理解。下述情形并不是必然会有的：医生认为对患者有益的东西与患者认为对自己有益的东西是同样的。治疗方案、医治目的、价格选择以及最终对于某人最佳利益的估价，都受到作为他特殊人生计划功能之一的参照系统的影响。[49] 结果，这就是一件重要的事情，医患双方相互之间都要相信，在治疗的过程中，每一方都具有基本的重要性，于是，他们才能在同一治疗系统中进行协商和合作。

如上所述，医患交流的内在困难之一在于这样一个事实，即病患是一种直接的主观（内在的）体验。因此，患者便难以与他人交流这种体验。要求患者按客观时间刻度单位描述其生病感受尤为困难。这种困难导致了对患者作为一个可靠的叙述者的怀疑和对患者体验的忽视，结果就是医生更重视被认为是更为"客观的"疾病状态的描述。然而，现象学分析表明，忽视患者的描述就是忽视病情本身。患者的主诉明显缺乏只不过是病情的不可分享性的一种反映，促使医生对患者的主诉持有另外一种态度。主诉被视为是理解患者病情的中心环节。巴伦（1981, P. 19）提出，为了理解作为生活体验的病情，医生必须"跳出诸如'它始于何时？是否有黑色柏油样大便？行走时情况是否更糟？'之类的问题，而应提出诸如'它是怎样的？'或'你觉得怎样？'这样的问题"。

的确，像麦吉尔疼痛调查表那样，认真对待痛感体验交流中的语言障碍，并拒绝使用传统的医学词汇（"中度疼痛""剧烈疼痛"），而使用诸如"忽隐忽现的""颤动的""跳动的""抽动的"（患者常用的形容词）之类形容词，以帮助患者更容易描述他们的体验。

在这方面，指出询问和对话之间的区别是极为重要的。只允许以"是"或"否"回答的问题无法让回答者提供他或她对体验的描述。对于"你体验过麻木感吗？"此类问题简单地答以"是"或"否"，就会完全忽略患者的生活体验。假如这类问题预先限定在纯粹的"生物学"方面，而问题又都打算用来引出"客观"数据的话，那么，这种情况就尤为突出。假如医生想要从患者的体验中学点什么的话，他或她必须引入与患者的对话，这种对话应允许患者提供关于病情的自述。

患病的不可分享性可能以其他方式受到极度轻视。患者所写的文学作品（话剧、小说、短篇小说）和自传能够提供某些医生不易从其他途径得到的信息。确实，巴伦（1985，P. 609）证实，许多文学著作都可作为医学论文来读，它们为医生提供对于医学实践来说绝对重要的信息。关于病患的文学描述（无论是虚构的还是自传性的）都能深刻洞察病情所带来的生存困境——生病会是什么样子的。那些自己生过病的医生（或者家族成员中体验过生病的人或者亲友生过病的人）会发现自己对于患者的处境有更深的理解（罗森鲍姆，1988；曼德尔和斯匹罗，1987；柯林曼，1988，PP. 211 ～ 213）。文学能为刚入门的医生提供类似的见解，也有助于在医患之间发展一个意义共享的世界。

只有弄清是什么使医生和患者相互疏远，他们才可能采取具体步骤在他们各自的世界之间架起桥梁。关于"相互交流的共同环境"的分析表明，应将注意力转向这些差异上，诸如不同的参照系、不同的思维习惯、不同的典型化和解释程式、病患的不可分享性等。假如要面对和解决它们的话，这些差异需要加以澄清。如上所述，在病患的生活体验和作为一种疾病状态的概念化之间存在着本质性的差异。这种差异将在第二章做进一步探讨。

2 病　　患

2.1　意义构成的层次

　　对医生和患者"世界"的现象学分析揭示了作为生活体验的病患与作为一种疾病状态的概念化之间的本质区别，特别是指出了基于生活体验的意义和代表一种生活体验的"抽象"意义之间的差异。

　　要澄清医生和患者理解病情的不同方式，考察一下基恩－保罗·萨特（1956a，PP. 436 ～ 445，PP. 463 ～ 470）关于疼痛和病患的分析会有所裨益。他将意义的构成划分为四个不同的层面，即"感性的感觉经验""生病""疾病"和"疾病状态"。前三个层面代表患者理解病患的方式；"疾病状态"则代表医生对病情的概念化。[50]

　　萨特（1956a，PP. 436 ～ 438）认为，病患意义构成的基本层面是感性的感觉经验。在这一层面，直接的、感性的体验是揭示意识"存在"于身体的表现形式。例如，眼部疼痛并不是作为位于眼部的一个客体"疼痛"而被立刻体验到的。相反，疼痛指的正是这个特定时刻的眼睛。某人体验到的是处于疼痛中的眼睛、处于不适中的视力，用不太精确的话来说就是，阅读这一特定行为的异常，亦即无法集中注意力于书本的特定段落等。

　　与此相反，萨特（1956a，PP. 440 ～ 441）说，假如我集中关注我的疼痛并试图去理解它，这种疼痛就不再是活生生的疼痛，而变成了客体的疼痛。在这一过程中，疼痛的纯粹性质（意识）被一个心理的客体"生病"所超越。因为活生生的、未经反思（或先于反思）的疼痛是肉体，而一旦加以反思，疼痛就变成了个人直接主观性之外的一个心理客体（生病感受），因而也就认定疼痛"在胃部"。因此，对于理性的意识而言，生病感受有别于肉体，而有其自身的形式。在这一点上，"每一处具体的疼痛就像一首乐曲中的一个音符；它既是整首乐曲又是其中的一个'片段'"（萨特，1956a，P.44）。一个人正是随着疼痛的每次发作来理解生病感受，而且"它超越了整体，因为它是所有疼痛的综合体，是通过它们并经由它们而发展起来的主旋律"（萨特，1956a，P.442）。

　　而在另一个反思层面，一些人将病患当成"疾病"来理解。在这一层面，病患代表客观的疾病，譬如胃溃疡，就是通过从他人之处获得的零碎知识而知晓的（即是说，这些知识是被他人所描述的生理学和病理学的原理）（萨特，1956a，P.466）。病患并不是直接作为"疾病"被体验的。更确切地说，它是作为肉体经受的痛楚来体验的。在这方面，萨特关心的是：既然我就是我的身体，那么，这个有生命的肉体就是一个不能被理解也未曾被理解的事物。通常，我不能把我的身体体验成一个神经生理学层次上的有机体（例如骨骼、大脑、神经末梢，诸如此类）。只有在我将自己的身体当作一个客体来理解时（用萨特的话说，就是作为一个"别人的存在"），我才能将它看作一个功能失常的生理学器官，"疾病"代表了这种客观化。我对于胃痛活生生的直接体验，不仅是作为"胃部的"疼痛，而且是作为"胃痛"被我所感受的。此外，"疾病"的这一概念与胃所具有的某种客观性质所感受的知识结合在一起（萨特，1956a，P.466）。

　　　我知道，它的形状像风笛，是个袋状物，能分泌液体和酶，并被平滑肌层环绕着，等等。我也能了解，因为一位医生告诉过我胃部有溃疡，而且我或多或少能勾画出溃疡的样子。我能想象到它是红色的，其边缘以内有轻微腐烂；我能将它与脓肿、口唇疱疹、脓液、口疮引发的疼痛相类比来理解它。所有这些原则上均来自于我从他人或当他人检查我身体时所得到的零碎知识。无论如何，所有这些都构成了我的病情，这并非因为我乐于占有这些知识，而是因为它不由自主地占据了我（萨特，1956a，P. 466）。

萨特视为"疾病状态"的层面反映了医生对患者病患的概念化。病患是与病理解剖学或病理生理学事实相一致的。萨特（1956a，P. 466）指出，病患因此也完全是"一个细菌或者组织损伤的问题"。

2.2　患者对病患的理解

萨特提出，病患意义构成的基本层面是感性的感觉经验，而且确实经常出现这样的情形：患者最初是意识到某些异样的身体感觉（例如疼痛、痒或寒战），或者是功能上的改变（诸如不同寻常的肢体软弱、不正常的关节僵硬或无法习惯的共济失调），这些都表明情况不妙。另外，患者还可能意识到身体正常表观的改变，譬如皮疹或肿块之类的损伤，这可能促使患者在理性层面上去理解病患。[51]

当然，诸如疼痛之类的感觉并不总是在理性层面上作为"生病"来被患者理解的。假如我用一块砖砸了自己的脚趾，或者在一夜豪饮之后犯了头痛，我可能会体验到痛楚，但不会将它看作生病。假如我在参加了长时间的激烈的网球比赛后感到双腿乏力、两颊发红，或者在后花园掘土之后感到腰背酸痛，也是相同情况。然而，更经常的是，在理性层面上对于"生病"的理解是在感性层面上直接体验的结果。

在这方面，卡塞尔（1985a，P. 25）提出，身体生病时的诸种症状是患者所体验到的一种异样感觉的描述。他指出，关键是这种感觉是作为异样的或不正常的而被体验的。并非所有的异常状态都是病症，如果患者已逐渐适应这些不正常的状态，那么它就不再被视为是异样的身体感觉，也就不再被视为病症了。例如，卡塞尔指出，严重嗜烟者可能否认咳嗽，尽管别人已听到他正在咳嗽，"吸烟者咳嗽"已变成他们身体的一部分。它是一种生活方式，既然它不是在感性层面上作为一种异样的感觉被体验，它也就无法在理性层面上作为"生病"加以理解。H. T. 恩格尔哈德（1976，P. 260）指出，为了将感性层面的感觉经验作为理性层面上的病情加以理解，就必须将它理解为功能障碍；或者必须包含并非人体正常功能的一个部分的疼痛（例如，将牙齿的疼痛比作周期性的偏头痛）。

假如机体功能紊乱的直接体验是足够的不寻常、延迟和不适的，那么它必然会引起患者明确注意并做出反应。结果，在这一点上，体验就变成了一种被赋予其意义的东西（卡塞尔，1985a，P. 26）。为了将注意力集中到不正常的感觉体验上，患者的注意力就转移到身体上，于是，身体功能的紊乱本身便成为注意力的焦点。在感性层面，身体的存在未被明确地意识到，相反，在世上忙碌的人全神贯注于尘世事务，为了拼搏奋斗，身体似乎已经被"超越"了。例如，假如我在读书，我的注意力全部集中在文本的意义上。在阅读的过程中，我并未明确意识到眼睛的功能，而文本本身的意义才是我关注的中心。然而，假如我头痛以致阅读有了困难，我的注意力就会离开该文本。我会不再关注阅读而是试图找出困难的根源，我终于意识到困难的根源是头痛，并进而确认疼痛位置在"眼睛"。在这种理性的层面上，萨特认为，感性层面上的直接体验因此被理解为"生病"——一个心理客体，一种在某种程度上不同于身体的"它"。也就是说，不仅仅体验到眼睛的活生生的疼痛，而且使这种疼痛变成了一个位于"眼睛"中的独立实体。在这里，"活生生的疼痛"这一表述绝不暗示在感性层面上的不适，而本质上总是涉及疾病的体验。显然，病患的感性体验也许不包括疼痛，尽管它将涉及某些功能紊乱的感觉或是某些可以感觉到的损害，正是这种感觉或损害使身体成为关注的重点。

卡塞尔注意到，当患者试图描述他们的生病体验时，他们常常提到这个心理的客体（那个"它"）。

> 于是，这种剧烈的疼痛似乎远离我而去……它会持续一到两分钟……然后移向一个较低的部位……早晨它又出现……但是它似乎集中于胃的周围（卡塞尔，1985a，P. 14）。

这种作为独立实体的感觉体验概念在伊万·伊里奇对其致命病患引起的疼痛的描述中得到很好地反映：

> 突然间，他肋下的疼痛……又要发作了。伊万·伊里奇

将注意力转向此处，然后又试图不再关注它，可是没有成功。它还会再来，面对他，逼视他，而他会变僵，他眼里的亮光会逐渐逝去；他还会再次问自己它是否真实。同事和部下都会用惊奇和忧伤的目光看着他，一位卓越而又敏锐的法官，正渐渐变得神志不清而且常常出错……最糟的是，它吸引他的注意力不是为了采取什么措施，而只是要他注视、直接面对它：盯着它而不做任何事情，毫无表情地忍受着痛楚（托尔斯泰，1966，P. 528）。

这段描述很好地说明了在不寻常的感觉体验中所发生的注意力转移现象。身体本身的活生生体验成了注意力的焦点。[52] 疼痛或者其他的机能紊乱干扰了一个人的事业，身体不再被视为理所当然而遭到忽视。相反，身体的机能紊乱必然受到重视，且必须被理解。

另外，在这个理性层面上，患者对此有一种直觉的意识，即这些症状是一个更大整体的部分。也就是说，许多孤立的机能紊乱的症状或许意味着一个更为复杂的实体的存在，而某个症状只是其中的一个方面或是表现（亦即症状不是作为与更大的实体无关的、孤立的感觉而被体验的）。伴随着每一次疼痛或机能障碍，人们理解了生病，但它却是一个超越所有这些不适的综合体。例如，伊里奇直觉地意识到，他肋下的疼痛（那个"它"）只不过是一个更为复杂和可怕的实在——一种正置他于死地的疾病的表现形式。

萨特认为，在这一点上，生病还是一种直接的生活体验。"生病"体现为身体异样感觉的集合（对伊里奇而言，即是疼痛的全体），这种感觉扰乱了在感性层面上的感觉体验（在这一层面，它是无法作为一种特殊病情来理解的——而是出现在"疾病"层面）。

在"疾病"层面，患者是将其身体作为一个客观实体加以感受的（例如，作为具有某种客观性质的神经生理学的有机体）。因此，用萨特的话说，"疾病"代表着一种"他人的存在"，生病的人是通过他人的概念来了解疾病的。此外，日常体验的紊乱（"生病"）现在也被患者理解为一种"疾病"——一种存在于身体但在某种意义上又独立于身体的抽象存在。

在这方面，恩格尔哈德（1982，P. 146）已经指出，生病并不仅仅是一种痛苦，而是"具有特定的预兆和意义的痛苦，一种特定种类的痛苦"被体验的（恩格尔哈德，1982，P. 35）。例如，他指出，一个患了尿道炎的人可能将它体验为"淋病"或"类似淋病"的疾病，一个乳房肿块可能被理解为"癌症"或"类似癌的东西"。在这一层面，患者对病情的体验往往受到他所处的生活世界中理论背景的影响。即是说，对于那些生活在高技术社会中的人们来说，"基于病理解剖学基础上的理论概念通过某人的身体体验而得到表达"（恩格尔哈德，1982，P. 141）。结果，这种社会中的个体对其身体的体验不是简单地作为疼痛或"胸部"疼痛，而是作为"心脏病发作"来理解的。在"疾病"层面，患者将诠释的意义赋予病情体验，尽管这种意义可能或多或少被曲解，而且与医生认为的"疾病状态"的理论解释不相符。[53]

卡塞尔（1979，P. 211）提出了一种重要的观点：在"疾病"层面，患者赋予体验的意义也受到其生活中其他重要人物的经历的影响。举例来说，如果患者注意到他的手指僵硬、疼痛，而其母亲又患有关节炎的话，患者可能会将它理解为"关节炎"。同样，家族中有心脏病史的人可能会将胸痛理解为"心脏病发作"，而其他没有这种家族史的人可能仅仅把它当成消化不良来看待。在这一意义上，卡塞尔（1979，P. 203）将患者分成有经验者和意义的赋予者。他认为，患者在两个性质截然不同的层面给直接的感觉经验赋予了意义：在第一个层面，涉及将这种感觉理解为痛苦的或功能障碍的；第二个层面涉及，比如说，将"可能存在的膀胱疾病"的含义赋予已知的疼痛感觉。这两个解释层面反映了萨特所确认的"生病"和"疾病"之间的区别。

很显然，患者在理性层面上描述病患的方式是他或她个人境遇的一种体现。这就是说，给感觉经验赋予意义将受到卡塞尔（1979，P. 212）所说的"（某人的）意义集合体"的影响。结果，文化意义在理解病患的方式中成为重要的决定性因素。例如，恩格尔哈德（1976，P. 262）认为，正是这种人类所特有的决定性因素（例如，对感觉体验的原始诠释是"外在的"，因此，病情的症状与某些其他事物相对立）包含着价值判断。在不同文化体系中，这个价值判断也随之发生变化。正如柯林曼（1988）指出的那样，什么功能被视为"自然的"，取决于特定社会团体的共同理解。赋予肉体感觉的意义是该团体共享常识的一部分（用舒尔茨的话说，就是社会的"常用知识贮备"），因此，对于什么是生病体验有着共同的理解。然而，这一共享的知识贮备并不能通用于每一种文化或者每个历史时期。例如，柯林曼（1988，P. 11）指出，即使在基本的诠释层面，当我们谈论直接感受到的疼痛，比如说头痛时，就存在着方式的差异。[54]的确，多项研究已经表明，患者对疼痛所做出的描述以及反应是受其所处的种群影响的（卡塞尔，1979，P. 203）。然而，正如卡塞尔指出的那样，疼痛的直接体验在感觉上是一样的，也就是说，在所有团体中它都代表着一种类似的经验。一个团体认为"痛"的感受，另一个团体不会认为"痒"，其他情况也如此。这就是说，在感性层面上，疼痛的生动体验具有一种内在的否定性质，尽管这种否定的重要性取决于体验者是如何随其文化和个人感受来解释它的。

如上所述，将生病理解为"疾病"（"我腹部的疼痛可能是膀胱疾病所致"和"我发烧一定是感染了病毒"）是患者所处的特定生活世界的直接反映。患者的生病体验不仅受到他或她所处的特定生活世界中理论背景的影响，而且对症状的理解也会因阶级、种族、年龄和性别的不同而有所不同。[55]例如，柯林曼（1988，P. 24）指出，对于绝经的抱怨在白人中产阶级的中年妇女中相当普遍，而在其他文化体系中，妇女没有把这种生命的自然过渡现象看作是病患的想法。与此类似的是，经前期紧张综合征（缩写为"PMS"）是一组不适的症状，而在世界大多数地方对此还闻所未闻。患者关于生活世界的内在意义决定了在感性认识层面上的感觉经验是否被理解为"病患"甚至是"疾病"。

概要

概而言之，认识到生病意义是由患者的感性认识和理性认识这两个层面构成的是非常重要的。其中的基本层面是感性的感觉经验。在这一层面，一个人的直接经验会引导他意识到他的身体的存在方式受到了某种干扰。这就是说，某些不同寻常的感觉经验（诸如疼痛、虚弱，或者身体发生外观的改变）会导致患者将注意力从正在从事的工作中转移到身体机能的紊乱上来。一旦这种紊乱的直接经验在理性层面成为注意力的焦点，它可能就被理解为"生病"。"生病"是个综合体，其中各种直接的身体感觉——各种各样的疼痛和难受——相结合，从而成为一个更大总体的组成部分。尤其是这些不寻常的感觉被理解成为症状，它指向或突出一个更复杂的实体的存在，这就是病患。此外，在这一理性层面，机能紊乱被定义或定位，比如说"在腿部"或"在我腿上"。指出感性的感觉经验和"生病"这两方面都代表着生活经验是极为重要的。患者从生病中所体验到的是疼痛和难受的综合，它在感性层面上突出了直接感觉到的紊乱。

　　在进一步的解释层面上，患者将"生病"理解为"疾病"。活生生的躯体被客观化为神经生理学的机体，而直接感受到的紊乱则被理解为某种特定的疾病。患者给疾病赋予某种意义，比如说，"心脏病发作"正是患者对直接所感受到的痛苦赋予的意义，不是"胸部的不适"。对于什么是"心脏病发作"的理解，可能或多或少体现了患者从医生那里得到的关于该病的详细知识。无论如何，正像萨特指出的那样，患者对疾病的概念化结合了他从别人那里得到的零碎知识，因此，它与感性的感觉经验及"生病"有着明显的区别。[56]在"疾病"层面，病痛是个客体——一个"他人的存在"，而且，它还超越了主观性，也不再反映关于病痛的生活体验。

2.3　医生对患者病情的理解

　　接下来讨论患者的病情对于医生的意义。萨特已将这一层面的意义构成称为"疾病状态"，他还说，作为一种"疾病状态"，病情完全被视为"一个由细菌所造成的或组织损伤的问题"。当然，萨特的见解是，关于"疾病状态"的概念，与按照感性的感觉经验，即"生病"或"疾病"所得到的理解是有很大差别的。作为一种"疾病状态"，病情已按照理论化的、科学的结构突出了重点。这就是说，患者的直接经验已全部纳入自然科学解释的因果范畴之中。[57]

　　在西方的科学医学中，关于病情的流行模式是生物医学模式（恩格尔，1977b；巴伦，1981；施瓦茨和威金斯，1985；麦克惠尼，1983；柯林曼，1988）。按照这种科学的描述，病情被视为病理学或病理解剖学的事实。[58]正如恩格尔哈德（1982，P. 47；1976，P. 260）指出的那样，在"疾病状态"层面，病情是按照病理解剖学、病理生理学和微生物学等现代医学疾病分类法加以概念化的（例如，按照基础科学的疾病分类学分类）。因而，举例来说，消化性溃疡是等同于十二指肠的溃疡及各种异常的、复杂的病理生理学和激素过程的（施瓦茨和威金斯，1988，P. 140）。因而，患者的病情也被当作病理学和病理生理学的过程而凸显（例如，作为溃疡面的解剖学事实）。确实，正如前文表明的那样，许多生物医学从业者倾向于将这种"客观事实"假定为仅仅由疾病的实在所构成。[59]这就是说，由此可以断定，患者的抱怨若是没有跟已获证实的病理解剖学和病理生理学的发现有关，那就不是真正的病患。

这一情况在我自身的经历中得到了生动的说明。因为出现明显的肌肉无力和肌肉疼痛，我住进了医院，后来被诊断为多发性硬化症。当时我上楼、走一小段路，或是做其他的运动，就非常困难。运动肌无力并非多发性硬化症的典型症状，而肌肉疼痛则有点不正常，医生认为有必要检查一下原发性肌肉功能失调的可能性。各种各样的检查我都做了，直到肌肉活体组织检查。最初的病理报告显示，肌肉方面存在病理活动，但未查到原因。既然这一问题未得到明确的解释，也就无法确定治疗方案。由于无法走动、持续不断的疼痛及各项检查没有明确结果，我感到极度沮丧。在受到严重挫折后，我认为既然活体组织检查无法确知问题所在，也没有相应的措施，看来这些检查程序意义不大。医生回答说，"噢，我们确有发现！现在我们知道某些东西出了问题。"对我来说，作为患者，知道某些东西"出了问题"就是敏锐地意识到我身体功能的紊乱和病痛，以及无法进行哪怕是最简单的正常生活。而对医生而言，了解某个环节"出了问题"则意味着，在填写一份从我腿上取下的肌肉组织的阳性病理检查报告时则有了"客观的"证据。

"疾病状态"层面要超越于"生病"和"疾病"层面，它是对于病痛的进一步客观化。各种症状都按体征做了重新诠释——也就是常说的，肉眼可见损伤的客观性。生理学过程均已翻译成了客观的量化数据（实验室数值、图像、照片，诸如此类）。疾病被构造成一个通过医学范畴来界定的实体。既然疾病已被用于处理其他自然现象同样的方式概念化，它也就能够脱离患者和疾病独立地加以检查（麦克惠尼，1983）。

在上文中，我已对"自然的"和"自然主义"的态度做了区分。读者应该记得，"自然主义"态度的目的在于把握"实在"的本质，并按照某些客观的、与个人经历无关的、能够准确刻画"事物本身"性质的客观字眼来描述这一"实在"。正如胡塞尔（1970b，PP. 5 ～ 7）指出的那样，"自然主义"态度的目的是建立起一个**基于客观事实**的世界，并由此达到科学的客观真理（这种客观真理只有按照数理科学的可量化数据才能获得）。因此，"自然主义"态度代表着一种来自前科学意义上的直观自然的理论化抽象；而这一抽象又开始被看作是唯一地揭示了事物的基本性质（胡塞尔，1970b，PP. 48 ～ 53；施瓦茨和威金斯，1988，P. 140）。

"疾病状态"是建立在"自然主义"态度的基础上的，其目的在于按照基础科学的诸种新发现来重新划分患者的病痛体验。正如恩格尔哈德（1989）指出的那样，现代医学的这一目的证实了这一观念，即基础科学被看作是揭示"真正的真理"，医学中的情况正是如此。[60]另外，它还代表着临床向基础科学的还原。患者的主观体验被重新划分为病理解剖学或病理生理学的"事实"，而且，这种体验仅当它能在这一程度上被如此构造时才有效。

由医生加以概念化的"疾病状态"并不等同于患者所理解的"疾病"，这一强调是重要的。下面的具体事例或许可用于说明这一区别。假设某人患了神经失调症：在感性层面，这种失调直接表现为两腿乏力，它体现在爬楼时无能为力，以及行走时易于跌倒。而在理性层面，两腿乏力就被理解为"生病"，它意味着或导向一个更复杂的实体，而双腿乏力只不过是其中的一部分。此外，它不仅仅体验为无法上楼，而是"腿部"或"我腿部"的功能失调。当这种病痛进一步发展而被诠释为"疾病"时，双腿乏力便被体验为"可能暗示腿部的神经系统疾病"或"可能是多发性硬化症"或"可能是脑部肿块"。假如在医生那里得到证实，譬如说，这是"多发性硬化症"，那么，患者从那一刻起便将其双腿乏力突出为"多发性硬化症"。结果，一旦有人问起，这个患者很可能答以"多发性硬化症在恶化"或"我得了多发性硬化症"。然而，即便如此，作为患者，认识到这一点是重要的，即把他的"疾病"理解为"多发性硬化症"，结果也就是涉及控制运动肌肉的神经通路的紊乱，而不是直接体验到神经通路的紊乱（患者无法直接体验到中枢神经系统的损伤，尽管医生是如此定义该疾病的）。

反之，医生直接将患者的病痛解释为一种疾病状态（例如，作为"细菌和组织损伤"），它并不仅仅是医生将本质上是异己的身体感觉体验为"生病"并进而看作是"多发性硬化症"（的确，既然这反映了病痛的主观体验，医生就无法完全理解它），而且医生还认为这种根本性的问题就是中枢神经系统的损伤。因此，对患者而言，根本的问题就是体内活生生的病痛；而对医生来说，则意味着疾病状态。

2.4 对医学实践的影响

上述分析揭示了病痛意义的极端复杂性，尤其是这种分析强调了基于生活体验的意义和反映由生活体验而得到的抽象意义之间的具有哲学意义的区别。"疾病状态"——如其在"自然主义"态度下被诠释的那样——代表着一种理论化的抽象，它有别于，也不等同于患者的体验。具有复杂性的病情不能还原为一个病理解剖学或病理生理学事实意义上的概念。如果想缓解患者的痛楚，就不仅必须明确关注患者对于病患的感觉体验，而且还有理性层面上患者对于病患的理解（这种理解是患者自身特定的意义、评价、期望等表现之一）。

在这方面，强调患者遭受的痛楚与临床上的不幸之间的区别是非常重要的。痛楚是由个人，而不仅仅是由躯体所体验到的（卡塞尔，1982，PP. 639～645）。痛楚出现在理性层面，并与患者理解病患的方式有密切联系（例如，由特定患者赋予感觉经验的意义和重要性）。因此，痛楚可能包括肉体的疼痛，但并不仅限于此。正是这种特定的意义和重要性，它与疼痛（或其他的躯体异常）有关，造成了患者的痛楚。恩格尔哈德（1989）要求我们认真思考这些疼痛之间的区别，例如，被视为可能标志着死亡的心脏病发作开始时的疼痛（充满危险和先兆），一位跑步者在跑步过程中感到的疼痛，晚期癌症患者体验到的疼痛（标志着死亡的不可避免的临近），以及患者认为是心脏病发作信号而经医生诊断为没有危险的功能失调的疼痛。从上述事例中显而易见的是，其中的某些疼痛不仅不被患者理解为"疾病"，而且，患者赋予这种疼痛的意义还将决定这些疼痛是否与痛苦有关。

如上所述，正是患者所描述的生命中的内在意义决定了感性的感觉经验是否被理解为"生病"和"疾病"。同样，也正是这种意义决定了"疾病"是否包含了痛苦。这就是说，异样感觉的意义（像关节僵硬、严重的碰伤）将随着特定患者生活状态的不同而发生变化。关节僵硬（被视为"关节炎"）给个人的生活也许仅带来不便，然而对于一位职业钢琴家而言，它也许就是一种难以言状的痛苦。这只不过是要指出，理解病情的方式和伴随病患而来的痛苦，是与一个人的整个生活模式有机地联系在一起的。[61]

病患的文化界定也会成为患者痛楚的根源。这种界定影响了他人对患者的行为及患者对自身的行为。文化规范和社会准则决定了患者是被视为讨厌的还是能够被接受的，是值得同情的还是该受指责的，以及是否应被隔离起来（卡塞尔，1982，P. 642）。例如，可能会有这样的情形，一种并未造成功能的完全丧失或是感觉上不适的损伤，却导致了理性层面上的痛苦，这是由于其他人认为这种损伤是不可接受的或令人讨厌的。与此类似，由残废而带来的痛苦不仅仅是由实际功能的丧失所造成，而且它还与患者对自身地位、价值的贬损有关，这种贬损正反映了社会的价值。[62]

既然痛楚与患者理解病患的方式有密切联系，显然，要减缓这种痛楚就需关注患者的意义。既然痛楚和临床上的难受不是一码事（而且病痛与"疾病状态"也不是一码事），那么，当注意力仅仅集中于作为一种"疾病状态"的病痛时，痛楚并不必然会缓解。实际上，卡塞尔（1982，PP. 639～645）认为，无法理解痛楚的性质可能会造成医学治疗（尽管这种治疗在技术上是恰当的）不仅不能减轻痛苦反而成为患者痛苦的一个来源。一个明显的例证是乳房切除术后体形破坏造成的痛楚，或者前列腺全切术后伴生的软弱无力造成的痛楚——不过，从治疗癌症的角度而言，这两个流程则代表着医学的成功干预。

意识到这一点是重要的，即只有患者才能评价医学治疗是否足以给他本人带来痛苦。医生也许认为某种特定药物的副作用相对来说是轻微的，而关系到特定的生活处境，患者可能发现这种副作用对日常生活的影响是难以接受的，甚至在治疗一种并不严重或者无性命之虞的疾病时也会出现同样情形。例如，假如我是个长途货运司机或者即将毕业的大学生，如果要我吃任何会引起困倦的药物可能就会有问题。这种治疗会使我受损害吗？不一定。或许我能够改变自己的行动以弥补治疗带来的有害作用（或者，代之以其他的治疗形式）。但是，假如这种治疗干扰了我正在从事的工作，而这些工作对我具有特殊的意义，那么，痛楚可能就会出现。

意义的改变可能减轻或加剧痛楚。从这一方面而言，考虑到诊断对患者理解病情所带来的影响就极为重要。在恩格尔哈德提供的例证中（见上文），当起初认为是与即将出现的心脏病发作有关的疼痛，被确诊为无生命之虞的功能失调时，诊断便改变了患者体验疼痛的意义。然而，诊断本身充溢着个人的和文化的意义。确实，诊断对于一种真实的病患是否有效，在很大程度上讲是一种不同文化和历史的表达。例如，柯林曼（1988，P. 102）指出，"神经衰弱"在北美已不再是"时髦的"诊断（尽管它一度被称为"美国病"）。结果，在这个国家，它已从正统的疾病分类学中排除了，尽管它在中国仍被视为一种合法的机体功能失调。[63]苏珊·桑塔格（Susan Sontag，1978；1988）已经探讨了与癌症和艾滋病有关的文化意义（及特征）。别的学者（海兹莱赫和派莱特，1987）也同样阐明，在每种社会结构中，病情的意义都会根据其本身的价值而有不同的表现形式。对于病情的这种综合反映也体现在诊断对于患者带来的意义之中。例如，罗纳德·卡尔森（Ronald Carson，1986，PP. 48～50）强调说，癌症具有象征意义，被某种"象征意义上的特别的恐惧感所包围"。结果，有关癌症的事实都是"另有意义"的事实，富于某种意味，如果感觉迟钝或者不知真相，就很可能伤害我们对于患者的满腔真情（卡尔森，1986，P. 50）。[64]

既然意义的改变能减轻或加剧痛楚，理解某个诊断对特定患者的意义便是非常重要的事。寻找这种意义的唯一途径是求教于患者。通过这一途径，医生或许很有可能得以减轻因对评价和期望的不同理解所造成的不必要的痛苦。例如，我清楚地记得我收到已患上多发性硬化症的诊断书时的情形。正好在前几天，我在医生办公室里偶然读到一本科普杂志，其中谈到一位年轻妇女（前选美皇后）的故事，她也受到多发性硬化症的折磨，现在活动严重受限，只能坐在轮椅上活动。因此，当我接到诊断书后的第一个问题就是："我余生要在轮椅上度过？"医生无奈地回答说他不能对我的将来做任何保证。毫不奇怪，我认为这种答复意味着我的确会残疾，而且可能就在不久的将来。（当我回家查阅最新版的百科全书中的"多发性硬化症"词条后，我的这一看法得到了强化。那个词条说，多发性硬化症是一种无法治愈的、持续性的中枢神经系统疾病，最终导致瘫痪和死亡。）医生的答复绝没有错（他不能对我将来的身体状况做保证——谁又能够呢？）然而可以肯定，并非所有的多发性硬化症患者都以严重残疾告终，如果医生对于我的回答包含这一信息的话，那么我最初对自己状况的可怕解读也许能有所减轻。关键在于，假如医生对于患者的体会足够敏感，他或她完全可以做个意义的主宰者——或许能使患者对自己处境的不适当理解得以修正或改变。[65]

谈及诊断所带来的影响时，错误地将生病解释为"疾病状态"，可能也是造成患者痛苦的根源之一。如上所述，生物医学模式要求将患者的抱怨与已获证实的病理解剖学或病理生理学发现联系起来，只有如此，这种抱怨才能被视为真正的病患。因此，一份科学的诊断书可以证实患者的体验，而没有科学的诊断书则表明这一体验不能作为一个医学上的问题来严肃对待。[66]恩格尔哈德（1982，P.50）提出，对缺乏病理解剖学或病理生理学基础的抱怨的不信任已成为现代西方医学的特征之一。在医学训练中（其中大部分是在使用高技术的医院里进行），旧病复发患者的那些不易被科学模式同化的不确切的抱怨，常常被认为是"胡说八道"，而他们的症状也被当成无关紧要的被忽视（东尼利，1986；康尼尔，1987）。然而，在临床实践中却有大量的患者，他们发出的抱怨不容易与具体的病理解剖学或病理生理学的损伤相联系，但是，他们企求得到关怀。对这些患者而言，他们所体验的病痛被认为不是"真正的病痛"而不被考虑，他们还被告知那不过是"你自己想象出来的"或者"你什么事都没有"，这一切本身就构成了痛苦的一个来源（尤其当这种评价不仅与实际体验相抵触，而且还暗示这种痛苦是不合情理的时候）。[67]

还有另外一些原因可用于说明为什么医生去理解患者对于病痛的体会是重要的。尤其是这样的理解可以使医生成为一个更好的治疗师。例如，认识到患者的"疾病"概念并不等同于自然主义描述中的

"疾病状态"是很有必要的。乔治·恩格尔（1987，PP. 107～109）指出，无视患者的意义可能导致诊断和治疗中的错误。他详细叙述了一个事例，其中医生的不假思索的假设，患者对于"咯血"的抱怨就是意味着咯血（咳嗽带出来的血）。这个看似毫无问题的假设导致了包括支气管窥镜在内的全面肺部检查，但是没有任何一项检查可对出血做出解释。然而，当之后再仔细地询问他所说的"咯血"的意味时，那位患者才开始详细描述他感觉有东西从喉咙后部流下去，等咳出来后发现是带血的黏液。他从未"咳出"血来，他的问题被证明是鼻咽部静脉曲张渗出的少量血，后来经过烧灼治疗痊愈了。卡塞尔（1979，P. 210）谈到，患者常常用疾病方面的术语来描述他们的症状（例如，"我上周感染了病毒"）。然而，对医生而言，认识到这一点极为重要，即患者的概念，譬如说"病毒"，与医生理解的概念出入很大，而且这种差别需要仔细探讨。

病患意义的现象学分析揭示出，在"疾病"层面，患者给体验赋予了解释性意义。在这一联系上，柯林曼（1988，PP. 121～122）提出，医生理解患者对于病情的解释模式是至关重要的。解释模式是医生、患者及其家人对于特殊的病痛事件所持有的看法。患者的解释模式包含着下列问题的答案：问题的性质是什么？为什么我染上了这种病？它今后的发展如何？我期望什么治疗？对于这种病及其治疗我最怕什么？诸如此类。显然，患者与医生的解释模式是有区别的。柯林曼（1988，PP. 121～122）指出，了解患者及其家人的解释模式有助于医生制定临床治疗的策略。对患者关于"疾病"的理解没有给予充分重视的医生可能抓不住病患的关键特性，或者可能采用不适当的治疗手段。

此外，医生抓住有利时机与患者就其病情的解释模式进行有效沟通也非常重要。在治疗中未能考虑患者的解释模式可能导致适当的治疗措施受到忽视。例如，恩格尔哈德（1982）指出，患者在没有意识到他们已患"糖尿病"或"高血压"之前，他们不会去做糖尿病或高血压患者应该按时做的事情。在这里，恩格尔哈德提出了一个重要的论点，患者实际上能够学会用客观的、定量的数据——正是这些数据刻画了"疾病状态"的特征——去解释他们的病痛。例如，在患了白血病后，斯图亚特·奥索普（Stewart Alsop，1973）最终依照血小板计数来把握自己的病情。得了慢性病的人，譬如糖尿病或者用人工肾治疗的慢性肾功能不全患者必然密切关注自身的状况，而且，可能按照血糖水平、血压测量、磷/钙值等情况理解病情（海兹莱赫和派莱特，1987，PP. 94～97）。[68]当然，这种解释反映了对于他们生活体验的一种抽象。例如，奥索普便发现他的实际体验，他的感觉并不与血小板计数器提供的量化数据必然相关，尽管这种计数结果自然会影响到他对病情的态度。[69]

　　造成病患不可共享性的一个重要因素是内在时间和外在时间的不可通约性。如上文所述，患者是在内在时间中（生活时间）感受病痛的，然而要描述病情则必须依据外在时间（客观时间）。一方面，医生使用客观时间刻度去测量生理事件和生物学过程，正是这种事件和过程将患者的病痛界定为疾病。另一方面，根据上文关于感性的感觉经验，对"生病""疾病"及"疾病状态"的分析，对于医生和患者各自构建病情的暂存性的方式，给出更详细的说明是有可能的。

　　在感性的感觉经验层面及"生病"层面，患者是按内在时间来体验病患的。像疼痛这样的感觉经验并非由当事人根据客观时间刻度单位来测量的。相反，活生生的生病感受是对于功能失调的一种当下体验。例如，疼痛就是在内在时间的连续流动中来体验的（这就是说，作为一个连续统一体中不可或缺的部分——这个统一体不仅结合了现在的当下时间，而且还有刚刚过去的当下时间及将来要出现的当下时间）。与此相似，"生病"（心理实体、作为客体的疼痛）是在内在时间中直接为人所体验的。刚刚过去的"胃部"疼痛保留在记忆的意识中，正如将来的"胃部"疼痛提前发生（一种延伸），从而成为现时意识的一部分。

　　然而，在"疾病"层面，患者（使身体客观化并且赋予生病体验以解释性意义）在反思中而不是沉浸于他的病患之中。此外，在向医生描述"疾病"时，患者试图通过叙述病史来达到这一目的。在此过程中，他们被迫回忆过去发生的事件并再现不适感，但不是直接的而是"好像"的情境中（这就是说，他们是回忆过去的疼痛而不是体验疼痛）。[70]因此，"疾病"的暂存性与感性的感觉经验或者"生病"的暂存性有着显著的差别。在反思"疾病"并提供病史时，患者常常提到一系列事件：

先是我的两眼肿了起来……第二天……左腿后面痛得要命……以后不断加剧……持续两天后……整个过程中麻烦事一件接一件（卡塞尔，1985a，P. 13）。

这一连串事件都是按照客观时间刻度来叙述的，正是这种时间刻度提供了一种关于时间的通用语言。

在把病痛理解为"疾病"及提供病史时，患者可能也遵循因果关系如此叙述，"事情一件接一件，好像第一件引发了第二件、第三件，按先后次序"（卡塞尔，1985a，P. 31）。因果关系链的构成与客观时间有关，而不是与内在时间有关。不像疼痛和"生病"，这两者均在内在时间中作为连续统一体的一部分（记忆和持续）来体验的；"疾病"被反照地描述为发生在一段时间系列中的一系列间断的、原子式的瞬间。

在"疾病状态"层面，医生将患者的不适理解为完全依照客观时间刻度单位的暂存过程（也就是说，作为一件循时间先后发生的因果性过程）。然而，应该指出，尽管医生是按照因果关系链来解释"疾病状态"的，但在这条链上得到确认的事件可能不会（几乎肯定不会）与患者确认的那些事件相吻合。[71]

对病情的时间维度的明确认识，对于创造一个医患双方共同享有的意义世界来说是很重要的。如上所述，患者按照客观时间刻度来描述自身功能失调的直接体验常常是很困难的（因为他们是按内在时间体验这种失调的）。这种沟通障碍应被视为时间体验的一种表现，而不是暗示患者对其病史的陈述是不可靠的。

正如萨特指出的那样，将病患当作"疾病"加以客观化（例如，作为一种"他人的存在"）导致与患者躯体的疏离。关于暂存性的分析还表明，造成这种疏离感的一个因素是意向性体验的不同层面之间的暂存性构成不同。当一个人从生活经历层面的内在体验的暂存性转移到依照客观时间的理性描述时，病患也就转变成了一种超越主观意识的客观现实。一个人与生活体验越远，他与自身躯体的疏离感就越大。

在考虑患者把握病情的方式时，我们已经提到，生病使得躯体被体验的方式发生了根本的改变。异常的感觉体验使得肉体成为意识的重点。患者不再是不假思索地感受他或她的身体，而是全神贯注于机体功能紊乱并试图发现其意义所在。此外，在"疾病"层面，患者将活生生的躯体客观化，并将其理解为一种神经生理学的机体。躯体的这种客观化导致了躯体与自我之间的疏离，而这种自我本来是存在于内部不适体验之中的。随着医生在"自然主义"的态度之中将躯体理解为一种科学的客体，这种疏离感更是得到了强化。在身体不适的情况下，医生和患者对躯体的不同理解方式反映了基于生活体验的意义和不是基于生活体验的意义之间的差异。本书接下来就探讨这种躯体意识的构成。

3 躯 体

为了认真思考患者理解其躯体的方式，首先探讨一下在正常环境中躯体被理解的方式是极为重要的。尤其是应该区别出活生生的躯体（在感性层面，以一种非客观的方式被体验）与客观的或生理学的躯体（在理性层面，作为世界上许多实体中的一个物质性的客观实体而被把握）的不同。

3.1 活生生的躯体

由萨特和莫里斯·梅洛－庞蒂提供的关于躯体的现象学分析，揭示了活生生的躯体（它是以非理性的或者感性的方式被直接体验的）与客观的或者生理学的躯体之间的根本性差别。尤为重要的是，这些分析在感性层面揭示出：①躯体并没有明确地作为躯体而被突出（也就是说，它不是作为世界上许多物质实体中的一个物质性客体或者生理学的躯体被人理解的）；②与活生生的躯体的关系是一种存在的关系，而不是一种客观的关系。在活生生的躯体层面，我并未"有"或者"拥有"躯体，我就是我的躯体；③在感性层面就存在着一种与躯体的一致性，以至于在躯体和自我之间不再存在可以感觉到的分离；④活生生的躯体展现出某种对于构成一个具体的人来说必不可少的特性。这些特性包括：存在于世界上、躯体的意向性、初始意义、语境的构造、身体意象及身体姿势。[72]

正如萨特（1956a，PP. 401 ～ 402）指出的那样，在感性层面，躯体并未作为躯体被明确地突出。通常，我并不是把我活生生的躯体体验为一个生物学的有机体（比如，当作脑、骨骼、神经末梢等）。在忙碌时，我的活生生的躯体基本上是不断"被遗忘"或"超越"的（萨特，1956a，PP. 429～430）。例如，在写信时，我并未明确地意识到控制着手的运动及握笔动作的神经生理学机制。实际上，我甚至根本没有意识到我的手，我的注意力全部指向目前的任务。而在每个动作中，活生生的躯体都是存在的，但它是"看不见的"。动作显示的是正在写信，而不是写信的手。既然活生生的躯体总是存在，总是成为我的世界的关联中心（在那个意义上，也总是我的世界所指向的中心），那么，它就是"不可理喻的存在"——一个能被指向但绝不能被把握的中心（萨特，1956a，PP. 425～427）。

　　萨特在这里想要强调的是，在活生生的躯体层面，有关躯体的任何意识都是未被突出的意识。举例来说，在活生生的体验层面，眼部疼痛仅仅表现为"活生生的疼痛"。既然我就是我的躯体，即我就是个具体的主体，那么，通过反思，我的躯体就作为躯体而被突出（即我的活生生的躯体被转换成一个作为主体而存在的客体）。[73]

　　我的活生生的躯体既是事物指向的总关联中心，也是我的行动的手段和目的（即一个复杂的手段体系的中心和一系列有助于达到目的的行动的关联体）。然而，既然我就是我的躯体，就不能将它理解为像其他手段一样的手段：

　　　　就手或笔的实用态度而言，我与手的关系显然不同于我与笔的关系；我就是我的手……我能把它理解为——至少就它正在活动而言——是整个系列中永不停顿的、转瞬即逝的关联物——我的手已经消失了；为了这个系统能够存在，它在这个复杂的手段体系中不存在了。它只不过是这个系统的意义和指向（萨特，1956a，P. 426）。

　　作为一种具体化的主体，我发现自己总是处在周围形形色色的事物之中。我不是在拥有一个躯体的意义上，而是在我就是一个躯体的意义上得到体现的。我的躯体不是这个世界无关的一个客体，而是以我的特殊看法与这个世界发生关联的一个存在（梅洛－庞蒂，1962，

PP. 70，90）。[74] 的确，正如梅洛－庞蒂（1962）所指出的那样，我最初正是通过我的躯体接近这个世界。说到底，感觉经验是我与环境发生交流的唯一途径。当我要在这个世界确定方向时，我的躯体不仅通过我的感觉，而且还根据我的位置和行动，使我正确面对我周围的世界。[75] 从我对世界的体验这一角度出发，要获知某些事物，就必然要通过我的躯体才能与它发生联系。

此外，活生生的躯体展示了某种对于构成一个具体的人来说是必不可少的特性。这些特性包括存在于世界上、躯体的意向性（intentionality）、初始意义、语境的构造、身体意象及身体姿势。

存在于世界上

我的躯体是积极地参与这个世界的。活生生的躯体不是一个缺乏意向性的单纯的生理实体，而是一个与周围环境相互纠缠的具体的意识存在。[76] 我不仅发现自己总是处于世界中，而且我还在不断地靠近这个世界并且用种种设想来构造它。在此意义上，梅洛－庞蒂（1962）说过，感觉的感知过程既不是一个纯粹的、机械的生理学过程，也不是纯粹的心理学过程。相反，感觉展示了一种"躯体的理解力和感情表达"。因此，就活生生的躯体而言，它的功能仅能被理解为是存在于世界中。这是一种普遍存在的情形，即赋予感觉刺激以意义并且"使得它们对于有机体来说，具有重要性、价值和生存意义"（梅洛－庞蒂，1962，P. 79）。感性认识不能脱离感知者的具体处境。每个可感知的性质不仅存在于特定环境中，而且也被"当前的目的"所决定和界定（赞纳，1964，P. 159）。躯体的活动必须根据发生于一个特定处境中的动作来理解，而这个处境对于具体的主体来说，又具有某种重要的实践意义。[77]

躯体的意向性

作为这种意义的一个实际范围，外部世界激发了活生生的躯体的某种习惯性意图（诸如抓握之类的操作性动作）。结果，客体就被躯体理解为可操作的或可利用的（梅洛－庞蒂，1962，PP. 81～82）。[78] 在其对世界的指向（意向）中，躯体因而也就展示出一种躯体的意向性。躯体的各部分可被看作是与周围的客体（世界）相联系的"意向性纽带"。照此说来，客体是"行动的坐标"，它划定了某一处境的界限并且要求某种解决方案，一种操作类型（梅洛－庞蒂，1962，P. 106）。知觉使得客体作为"邀请者"呈现给我的身体，让它做出相应的反应，同时作为"问题"呈现给我的躯体（赞纳，1964，P. 131）。结果，每一个可被感知的客体都与我的躯体不可分离地联系起来，既然躯体是所有意图的焦点所在。周围的世界总是按其具体的处境为人把握的。例如，客体是作为"待剪裁的"布料、"要读的"书或者"即将移放到书架上的"书而相遇的。躯体的空间范围是作为一个有待把握的意向而被设定的—— 一个躯体活动的发源地。

于是，具体的意识首先不是"我想"而是"我能够"。在手要去拿笔的过程中，涉及一个相关的客体，它不是被反映的客体，而是高度特殊化的事物，是我"为了"完成某一行动而指向的对象。每一种运动程式都作为一种实际的可能性、一个活动范围呈现给躯体（梅洛－庞蒂，1962，P. 138）。结果，各种客体都是作为与身体的可能行动有关的背景而被定位。客体作为一个问题、一个有待解决的难题而呈现给躯体（赞纳，1964，P. 177）。因此，每个地理性环境都被建构为行为性的环境—— 一个富有意义的系统，这种意义正是由个体来设定的（梅洛－庞蒂，1962，P. 112）。具体的有机体是作为"总是处于周围事物中间、处在这样或那样的行动环境中，面对并且指向当前的有关活动而被体验的"（赞纳，1981，P. 97）。

初始意义

此外，梅洛－庞蒂（1962，P. 132）提出，意义的最初设定是被躯体通过他称之为"外观的感知"来提供的。正如吉恩·皮亚杰（Jean Piaget，1970）这样的杰出心理学家的工作所证实的那样，婴儿首先是通过感官知觉的体验及躯体活动，此后才通过理性和概念来理解这个世界的。因而，存在着一种最初的"知识"，这是通过躯体而获得的知识。全神贯注于某个事物就是以一种"本质上超越所有重点、分类和预言"的方式来面对它们（赞纳，1964，P. 188）。由感官运动体验所提供的意义是对世界的直接反应，先于任何思考或概念化之类的行动。

此外，躯体与客体之间的感性联系是"赋予形式"的联系（赞纳，1964，P. 154）。感官知觉已经充满了意义，在这种意义中，客体总是在共同被感知的事物背景中作为一个意义重大的整体被把握的（这就是说，是一种形象/背景关系）。正如梅洛－庞蒂（1962，PP. 3）所指出的那样，我们不是按照纯粹的、孤立的感觉来体验世界的（譬如说按照像红色小碎片这样毫无意义的感觉印象）。在我们对于世界实际的常识体验中，不存在这种纯粹的印象或孤立的知觉反应。"理解并非去体验一系列印象……而是从一连串反应中，去理解、面对一个内在的意义"（梅洛－庞蒂，1962，P. 22）。

此外，在任何具体的情境中内含了一系列意义，"它们的交互作用、相互关系及其各种牵连因素都无须为了被利用而加以明确化"（梅洛－庞蒂，1962，P. 129）。例如，在房间里走动时，我完全可以不假思索就知道必须绕过椅子才能走到门边。位置和感觉都是通过我的躯体方位而直接被确定，从而不需要使之明确化。躯体的原始空间性处于客观空间之下。

语境的构造

赞纳（1981，P. 45）指出，感觉不仅按照形象/背景关系揭示了世界的面目，而且有机体的躯体本身也展示了形象/背景关系。为了完成诸如举起手臂（形象）之类的动作，相对于躯体的其余部分（背景）就需要一个确定的背景姿势。动作的任何变化都会导致背景姿势的改变。的确，每一种躯体行为（感觉的、运动的、情感的）都必然而且从本质上都要牵涉到其他行为。赞纳（1981，PP. 92～109）提出，躯体或许可以被视为一个复杂的、有组织的"结构"（contexture）。也就是说，作为一个有内在关系的或功能意义的系统化总体，也是一个由相互关联的"部分"和"成员"组成的"整体"。的确，这是具体化的根本特性，即在任何一个层面它都是部分/整体、"差异中的统一"现象（赞纳，1981，PP. 62～63）。此外，赞纳（1981，P. 107）表明，躯体、意识和外部世界共同构成了一个独特而复杂的整体，一个"复合体"，其"各个部分"本身就是严格不可分离的，尽管他们又是可以区别的体系部分。

身体意象

活生生的躯体是一个相互协调的身体运动的整合系统，其中各个部分又是自发地组织起来的。对于其中的大部分，个体并不会有意识地去影响它们的协调作用。正如梅洛－庞蒂（1962，P.149）表明的那样，"我不会逐个地使我躯体的各部分结合起来，这一任务已被完成；它们就是我的躯体本身"。例如，当我碰到玻璃时，我的躯体不仅会去协调手臂的动作，还会调动触觉和视觉功能。

此外，我无法像一位旁观者那样注视我体内各部分之间的关系。相反，我是通过"身体意象"——它包括了所有部分——来知道四肢位置的。在这个相互感知的世界上我的身体意象，我的姿势的总体意识，是一种"形式"。这一"形式"是动态的。对我来说，我的身体似乎是"直接导向某种现存或可能任务的一种准备"（梅洛－庞蒂，1962，P.100）。[79]另外，感受躯体的存在不仅是通过它现在所处的一系列位置，而且它还体现为"一个开放系统，其中有着无数等效的指向另一目标的位置"（梅洛－庞蒂，1962，P.141）。这一等效系统，这个"直接设定的不变量，依靠它，不同的运动任务得以发生瞬间的转换"，这就被包含在身体意象中。其结果，身体意象不仅是对我的躯体的体验，也是对我处于世界之中的躯体的体验。

身体姿势

正如我是通过自己的躯体感知事物一样，所以，我理解别人的躯体行为也是通过我的躯体。当邻居从街道对面向我挥手时，我理解他的姿势不是通过某种理智的解释行为而是一种"盲目的识别"。这个手势的意义是通过我自己躯体的表达能力来理解的：[80]

　　姿势的传达和理解是通过我的意图和他人的姿势、我的姿势和他人行为中表达的意图的相互感应而发生的。就好像他人意图栖居于我体内而我的意图栖居于他人体内一样（梅洛－庞蒂，1962，P. 185）。

在这一联系方式上，指出下面这一点是很重要的：身体姿势，就其基本表现而言，并非某种"内在的"、被躯体的运动"强行表现出来的"持续存在（赞纳，1981，P. 63）。皱眉和满脸通红并不单单是表示愤怒，它们本身就是愤怒。[81]

还应指出，当我看见他人时，我是把他的躯体作为一个总体来感知的，而且我总是在某一情境中来感知他。萨特（1956a，P. 455）证实，一旦离开具体情境，姿势就没有了任何意义。我无法领会"一只攥紧的拳头"本身表达的意味，而只能理解一个处于某种情境而攥紧拳头的人。正是这一总体，"处于情境中的躯体"正在发怒。此外，当朋友向我挥手时，我不是将它看作是一个没有情感的身体举起的一只手臂。我看见那位举起手臂的朋友的"目的"——为了吸引我的注意力，以表达她的友情等。我将其躯体视为一个总体，其手势有着实际的意义。

赞纳（1981，PP. 63 ～ 66）提出，躯体本身（姿态、外形和情感）是一种身体姿势，它以不同的外形向他人传达着意义。这或许就是我们谈及"身体语言"时提到的东西，这是一种常常比语言更具说服力的交流手段。另外，梅洛－庞蒂（1962，P. 150）也指出，我们发展某种特有的举止行为，正是这些行为使得活生生的躯体成为我自己。

概要

总而言之，在直接体验的感性层面，躯体是以自然的态度被理解为活生生的。在这一层面，我的意识并未将我的躯体加以明确地突出。作为主体的我来说，它不是一个客体，它不仅反映了我对于外部世界的特定观点，而且还代表我在这世界上的独特存在。如此说来，它就成了我意向的焦点，而且也是我积极地参与外部世界的手段。结果，我不再简单地"有"或"拥有"躯体，作为一个具体化的主体，我就是我的躯体。因此，对于活生生的躯体来说，它本质上就是个统一体，在躯体和自我之间没有可以察觉到的分离感。

此外，诸如存在于世界上、身体意象、初始意义、语境的构造、姿势之类的基本特性都是活生生的躯体所特有的。当考察在感性层面患者体验其躯体的方式时，这些特性必须被考虑进去。

3.2　作为客体的躯体

如上文所述，在感性层面，我的意识不会对躯体加以明确地突出。活生生的躯体不是注意的对象，当我在世上忙碌时它恰恰被忽略了。要将活生生的躯体看作身体，我们需要进行反思活动，而它必然会将活生生的躯体转换为一个客观的躯体。

萨特（1956a，PP. 445～460）认为，对个人作为客体的躯体的理解——对某人自身属性的意识——是通过体验"为他人的存在"而得到揭示的。萨特（1956a，P. 461）提出，我首先是在他人的注视中体验到自己作为客体的躯体的。在受人注视的体验中，我不仅认识到对于其他的主体而言，我只是作为一个客体而存在，而且还认识到我的存在只是作为物质的、"生理—生物学的实体"这样一个残酷的事实。也就是说，我清楚地意识到，当他人注视我时，他看到的是个生理躯体（一个在世界上从事某种活动的躯体）。结果，在将自己理解为一个"为他人的存在"的同时，我还将自己的躯体理解为一个客体，进而理解为一个生理躯体（用萨特的话说，就是作为一个"感觉器官的集合体"和作为"肉体"）。我是通过他人的眼睛看到自己并认识到我的外表。

在此意义上，萨特认为，我"为他人的存在"与"他人为我的存在"是同义的。换言之，当我观察房间另一端的朋友时，我看到的是她的生理躯体。她向我挥手时，我观察到她手臂的运动，并注意到她以这种方式来吸引我的注意，等等。由此我能够以一种她本人反而没有意识到的方式来"知道"她的身体语言。在她活生生的躯体中，这一切是不加思索的，当她如此做时，这些恰恰被忽略了。她并未明确地意识到，她用举起手臂的方式来吸引我的注意，而我则对她的躯体运动有一种明确的意识，她对我来说，仅是一个客体。

"为他人的存在"这一体验是一种异样的体验。躯体似乎是作为他人而不是我、作为我的主观性之外的一样东西而存在。例如，当我意识到医生用听诊器探查我的心跳时，我将自己体验为一个客体。活生生的躯体变成了我的主观性之外的一个事物，在这个世界上，它不再属于我。[82]

梅洛－庞蒂（1962，PP. 194～195）指出，因为上述原因，在活生生的躯体结构中存在一种根本的"两重性"。一方面，活生生的躯体是内在地属于"我"和"我的"（"自己的躯体"，它就是我）；另一方面，对于他人而言，它又是客体——我的存在同时既是"表达"又是"被表达"。

然而，将某人的身体理解为一个客体，并不仅仅出现在对于他人来说是一个客体的体验中。[83]躯体正是在下述这些切身的体验中，才作为一种物质性的客体而被意识到的，比如疲劳（当某人累得要死时还必须拖着疲惫的身体到处行走）；被床角绊了一下才感到脚趾的疼痛；参加激烈的体育锻炼才意识到心脏的剧烈跳动，让手臂休息时才体会到它是一个沉重的、无生命力的"物体"，等等。[84]加拉赫（Gallagher，1986，PP. 148～149）指出，按大多数研究者的观点，仅"当有机体失去或改变它与周围环境的联系时"，躯体才突然出现在意识的范围之中。亦即在某种"特定的境遇"中，如生病或疼痛，或者是在这样一些积极的体验中，如运动、跳舞及性兴奋。在这些情况下，活生生的躯体从本质上被看作是肉体的——这就是说，它被理解为一个生理的物质性实体。

另外，恩格尔哈德（1973，P. 38）指出，在下述日常事件中，躯体表现为一个机械的、生理性的客体：碰上有毒的漆属植物并发现身上突然长出不堪入目的皮疹时；喝了大量啤酒并注意到尿量的相应增多；或者坐在阳光下并看到头发的泛白等。在上述事件中，身体作为一个生理的生物学的事物，在其他被感觉、被看见、被作用的客体中出现。此外，身体还被理解为某种不是我的存在。我没有（我也不能够）以个人身份参与到许多不同的生理过程中去，正是这些过程使我的身体成为一个神经生理学的机体。

还应指出，正是在生病的情况下，一个人将其身体理解为一个生理实体的方式将会反映他所处的特定生活世界。因此，对于那些生活在高技术社会的人而言，他会基于理论化的概念，在病理解剖学的基础上，将自己的躯体看作是一个生理—生物学的事物。例如，假如我腿部肌肉痉挛，我会意识到自己的躯体是一个"具有神经肌肉系统的骨骼构造"；假如我割破手指而且出了血，我会将它视为一个"拥有血液循环系统的身体"。[85]

赞纳（1981. PP.48～55）提出，要当成他人身体一样体验自己的身体，就要将自己的身体理解为"不可思议的"——"不可思议"是指隐藏着的（受抑制的）某种东西会突然间出现。他提出，身体在四种感觉中被体验为"不可思议的"：①不可逃避性和限制；②寒心和意味深长的体验；③隐匿的存在；④异己的存在。

在第一种情况下，不可逃避性和限制的感觉对于具体化来说是必不可少的。我被具体化是难以避免的，我拥有这个特定的具体个体正是一种偶然（即这个特定的神经生理学构造）。这个特定的具体化必然意味着某种根本性的限制。"用挑剔的眼光来看……无论我是否喜欢，有某些活动、姿势、体态、感觉的接收及选择等，它们刚好不在我的身体范围内，这正是由于我的存在是被这个而不是被其他躯体所具体化的"（赞纳，1981，P. 51）。因此，我必须接受我的具体化所带来的限制。我不能为所欲为，而是必须充分考虑自己的躯体因素。例如，假如我只有1.5米高，就不大可能成为职业篮球队员；或者，假如我缺乏精致的协调能力，我就不可能成为外科手术医生。[86]

此外，当我将自己的身体当作亲密的"我的身体"来体验时，就会有一种我属于我的身体，并受其支配和摆布的感觉：

> 我的身体，就像我生活的世界一样，有它特定的性质、功能、结构及生物学状况；既然它体现为我，因此我就将自己体验为被我的身体所蕴含……我能够经受种种影响、威胁、环境的改变或接受对于我的生物学机体来说是有益的东西（赞纳，1981，P. 52）。

既然我的躯体中所发生的一切都能影响我，躯体的体验也就是"意味深长"的。我发现自己是这样一个人，它必定表现为这一特定的躯体存在，并且不可避免地会遭受这个特定的躯体所遭受的一切痛苦。对这一具体意味的认识（尤其是在它的根本形式上，即我的躯体走向死亡的性质）也许就会带来一种寒心或恐惧的感觉。因此，具体化不仅表现为最亲近的"我的存在"，而且还具有"恐惧和寒心的意味"（赞纳，1981，PP. 52～53）。

另外，躯体还被体验为一个"**隐匿的存在**"，这就是说，作为一个生物学的机体，它包括我无法控制也不能意识到的种种事件、过程和结构。在此意义上，我的躯体似乎在我之外"运作"，而且并不需要我。尽管我非常熟悉自己的躯体，却无法以根本的方式"了解"它。即使学习了解剖学和生理学，我也无法直接体验我的躯体这一"隐匿的存在"。相反，我学到的是"这个"心脏、"这个"肺、"这个"新陈代谢（赞纳，1981，P. 53）。而在我的身体中能被直接体验到的或可以体验到的内容却极为稀罕。在这种意义上，加拉赫（1986，PP. 154～155）说，躯体在"体验的意义上是不存在的"。当生理过程在进行时，它们的活动却是无法被意识的。在身体中所发生的大多数过程或事件也许可被神经生理学的术语来描绘，但它们却是不能感觉到的，"对我来说"，似乎就不是发生在"我的"体内一样。

最后，我的身体就本质上是"异己的存在"而言，它表现为一种他者，有其自身性质、生物学的节律等。"无论我想、希望或计划做什么，我都无可挽回地会'变老''变得疲惫不堪'或'感到不适'——而且情况经常如此，无论我是否做过人生计划，或是安排每一天，其目的都是为了在某种程度上控制我躯体的'情绪'"（赞纳，1981，P. 54）。我对它负有责任，却又受其控制；与此同时，它又表达和体现了我。我的躯体是一种最亲密的同时又是异己的存在。

显然，在理性层面上，躯体的客观化包含着涉及整体的活生生躯体的破坏。这就是说，作为一个主体，躯体可能是首次被理解为是与自我分离的一种存在。然而，在活生生的躯体层面，我并未明确意识到自己的躯体是一个分离的实体。相反，我就是我的躯体，我生存于其中。因此，活生生的躯体就不是一种"我"拥有并且使我成为全体、它成为客体的东西。[87]尽管在活生生的躯体层面存在一种对于躯体的内在的、感性的认同感。例如，如果我将手移向某物，在某种意义上讲，我"知道"是"我的"手臂在动。然而，这是个非客观化的体验。躯体并未突出以至于作为一种与自我分离的东西而被意识到。

在理性层面，对于作为主体的我而言，躯体成了一个客体。我现在明确地认识到，在某种"被拥有的"意义上，这个躯体是"我的"躯体。与其说我只是存在于我的躯体中，毋宁说我意识到"我"有或拥有一个躯体。说到底，它是与我的朋友弗雷德的身体相对而言的"我的"身体。（事实上，如果我在体育馆花上一段时间"健身"的话，我可能会为我的身体感到自豪；或者当我看到他那结实的体形与我胖乎乎的身材构成鲜明的差别时，我会感到不安。）可以肯定，这是一种独特的拥有感。例如，我无法与身体截然分离开来（尽管我能摆脱其中的某些部分，譬如发炎的阑尾）。在作为客体而存在的躯体层面，就不仅具有一种拥有感，而且还有一种认同感。我认为自己与"我的"躯体以一种共生的关系紧密相连。

与此同时，当把身体作为一个物质的、生理的客体来理解时，我就把它看作不是我的他者（Other-than-me）。这种理解并不必然具有消极作用。在某些积极的体验中，如性兴奋、运动和跳舞等，我就从我身体的生理性质中得到愉悦。然而，正如赞纳所指出的那样，对于身体的这种他者（Otherness）理解也会带来另一种感觉，这就是异己感和"神秘感"。在正常情况下，这种感觉，就大部分而言，是一种转瞬即逝的体验——是一种很容易被忘记和忽略的体验。这种体验很容易忘掉。然而，正如我们将在下文的分析中看到的那样，在生病时，对身体的这种他者理解既具消极性又具很强的异己感。

3.3 生病时活生生的躯体

在考察过正常情况下在感性层面上体验身体的方式之后，现在我将着手探讨当一个人生病时他体验活生生的躯体的方式；尤其要指出的是，病症影响的正是上文中已予确认的具体化特性。结果，在直接体验层面（先于任何关于躯体的理性客观化），疾病本质上是作为对于活生生的躯体的破坏而表现出来的。

身体功能的失调必然造成具体化的意识和外部世界之间各种不同的相互作用的障碍。因此，身体作为世界上的存在这一真正性质发生了改变。[88]最重要的是，生病反映出能力的丧失，表明"没有能力"

以习惯的方式参与日常事务。头痛不仅仅表现为头部的疼痛，而且还表现为我"无法"将注意力集中于正在读的书本上，"无法"欣赏正在听的音乐，"无法"用生动活泼的话语与配偶交谈，诸如此类。关节炎并不仅代表关节部位的炎症，还代表着"无法"系上衬衣纽扣，"无法"挥动高尔夫球杆，"无法"打网球。如果属于慢性病或有生命危险的病情，这种丧失能力的体验不仅与他人直接参与的日常事务相关，而且还预示着"无法"进行将来的计划或达成预期目标。

生病时，躯体的意向性也遭受挫折。从前认为可以利用的客体（而且大多数情况下被视为理所当然且不加注意）现在则成了身体要面临的问题。例如，对于患心绞痛的人而言，一段在健康时仅仅是有待"攀爬"的楼梯，现在则被看成是有待"克服"、应"尽量避免"甚至"令人恐惧"的障碍。习以为常的行为（诸如走路、跑步、举重、坐起身、吃饭、谈话之类），在这之前可以不假思索地加以完成，现在则成了费力而且必须全力以赴才能去完成的事。[89]因此，躯体的活动范围及其行动可能性就受到了限制。"我能够"不再具有为所欲为的性质。

活生生的躯体和周围环境之间的关系也因为生病发生了变化，对周围世界的看法或感觉会有所不同。例如，假如某人得了周期性偏头痛，他便将从窗口射进来的、一直被视为温暖诱人的阳光看作是令人难以忍受的东西。生病时，一个人可能被厨房的味道弄得厌恶不堪（更不用说去品尝一下了）；对从前令人垂涎欲滴的食物，现在也提不起丝毫兴趣，甚至加以排斥。声音也变得异常的刺耳或是沉闷。有东西碰到皮肤甚至身上盖的床单的重量都可能被视为令人不舒服甚或是痛苦的。在病中，外部世界以陌生的方式冲击着感官，使得某人的存在成为这个世界上一种令人不适的存在。[90]

身体意象也发生了改变，不仅体现为姿势、步态等方面，而且在此意义上，一个人不再拥有有效的"一个开放系统，它具有无数等效的姿态可导向各种目的"。行动的可能性变小了。假如我生了病，我就不再拥有对我来说在健康状态下可以获得的所有选择机会。无论我是否喜欢，都有某些活动、姿势、体态，不再属于我的身体活动范围。

此外，由身体提供的根本意义可能也遭到了破坏。当多发性硬化症患者爬楼梯时以及视力受损的人走向书桌时，他们都会发现身体的直觉已不起作用而且确实是靠不住的。身体的原始空间感已遭破坏。身体不再能正确地理解它本身及周围的世界。在这种情况下，世界的面貌已经改变了。

无论如何，为了对病情的要求做出反应，身体的相关构造和身体/意识/外部世界的复杂体系必须在各种不同的方式之间转换。这种体系的调整被体验为"外来的"、异己的和非自然的。"今天我不再是我自己"或者"总觉得事情不对劲"，部分地表达了在身体体验方面这种已被觉察到的变化。同样，人物/身体/世界周围的关系、精神/世界的关系在生病时也发生了改变。正如玛丽·兰林森（Mary Rawlinson，1982，P.75）指出的那样，"鉴于我们具体化的能力通常对于我们在世界上的形象提供了背景，然而，在病中，我们的躯体，尤其是疼痛的某个方面，就成了我们意向的对象，而其他的一切则成了背景"。

病症也影响躯体姿势的变化。当别人"注视着"一个因疼痛而表现出"不自然的姿态"的患者时，这种改变就会被旁人所察觉，如双肩下垂、跛行等。生病的人会痛苦地意识到自己在体态上的变化。毕竟，正如梅洛－庞蒂指出的那样，我们形成了一种躯体的"风格"，正是这种风格，使得这一身体成为特定的"我的身体"。一个跛行者在旁观者看来可能没什么值得注意之处，但对一个腿脚也有不便的人来说则会有深深的触动。它反映了他或她的躯体风格的一种真正改变。[91]此外，这些体态表现，如悲泣、大笑、愁眉苦脸等，也许在患者那里是不可控制的并且是不恰当的，而其他人也许会误解和回避。[92]在这一意义上，指出下面这一点是极为重要的：身体模式，譬如走路、交谈和体态等，不仅将活生生的躯体视为特定的"我的身体"，而且这些模式还反映了我对于他人所呈现的一种形象。[93]其结果，对于患者而言，要接受躯体形象的改变就特别困难，这一改变反映了一种负面的身体形象（即一种与文化社会意义上的吸引力、风姿不再相称的身体形象等）。[94]

在社会交往以及我们视为理所当然的表达中，体态语言是一个必不可少的因素，比如面向他人站立、握手致意、打手势等。交往中这些常见模式的破坏会导致社会生活的相应改变。身体风格的改变不仅使受病痛折磨的人感到不适，而且也是造成他人不适的根源。上肢麻痪的卒中后遗症患者发现他们总是陷于功能丧失所带来的困窘中。他如何握手致意？对方的目光会不由自主地从患有严重震颤或身体功能失调的人身上移开。结果，体态上的改变可能使患者与他人的关系变得很尴尬，而在此之前，这种社会交流是不成问题的。

赞纳提出，直立姿势作为一种体态本身就有其意义所在。他注意到对于侧面空间的意义分析表明，直立姿势"所蕴含的意义远远超越了由引力和维持平衡所带来的生理方式上的要求"（赞纳，1981，P.61）。正如施特劳斯（1966）指出的那样，在活生生的空间感的构成中以及在可能的交流和工作模式中，直立姿势是一种关键的因素。

在思考病患体验时，直立姿势所具有的价值不应被低估。能够"用他自己的双脚站起来"，其意义绝不仅仅是象征性的。垂直状态直接与自主性相关。正如婴儿的自主性和独立性随着这一能力——保持直立姿态并且向这个孤立无助的世界"深入"的完善而得到加强一样，直立姿态的丧失也就对应着自主性的丧失。的确，直立姿势的丧失不仅在患者的心中产生无助和依赖的感觉，也造成他人把患者看成是需要依赖的角色。一个人不得不在轮椅上度过一个上午，或者在医院的病床上待一天后，才能亲身体验到伴随直立状态的丧失而产生的自主性和完整性的丧失这种感觉。例如，作为一个多发性硬化症患者，我对下述事实产生了深刻印象：当我坐在轮椅上时，陌生人倾向于和我丈夫谈话，而用第三人称提到我，"她会坐在这张桌子旁吗？""她想喝什么？"等等。[95]

"仰视"和"俯视"之类词语所表达的也绝不仅仅是隐喻性的意义。待在医院里的患者，更经常的是躺在病床上，必须"仰视"着医生，而后者多是"站着"说话并且"俯视"着患者。[96]对患者而言，一方面是仰视着医生，另一方面则是被医生俯视，这时的他，感觉到与医生处在不平等的地位，具体来说，就是自主性的减弱。[97]作为医生，爱德华·罗森鲍姆（Edward Rosenbaum）对他自己在医院接受治疗的过程做了下述评论：

> 躺在医院病床上是一种新的体验……我曾数千次地待在与此类似的病房里，所不同的是位置。那时我处在支配地位，衣着整洁，站着俯视床上无助的患者。而现在我自己成

了患者，毫不夸张地说，我的尊严被剥夺了。我不再是掌握局势的人，我像个孩子一样接受治疗（罗森鲍姆，1988，P. 5）。

在此意义上，值得一提的是，当医生坐在病床边时，患者的"自卑感"会更少些，这样当他们相互交流时就处于同一水平上（"目光对目光"）。罗伯特·克拉维茨（Robert Kravetz），一位职业的胃肠病专家，在描写自己的病患时引证了一项研究（克拉维茨，1987，P. 434），该研究比较了当医生站在或坐在病床边时患者所感受的时间长短。尽管在该研究中两种方式所用的时间完全一样，患者也总是认为，医生坐着时用的时间要长一些。该研究得出的结论是：因为觉得医生坐着时所用的时间更长，因此就感到他们受到了更多的重视和照料。在谈到个人感受时，克拉维茨说：

> 我注意到，那些坐在床边和我聊天的来访者，似乎和我待在一起的时间要长一些，而且我感到他们对我的健康更感兴趣。我已将坐在床边与患者相处视为业务的一部分，由于我自己曾处在同样地位，我由衷地赞同这种看望患者的形式，因为它造就了一种更为密切的医患关系及更细致入微的关怀方式（克拉维茨，1987，P. 434）。

我认为，这并不仅仅只是涉及创造一种患者与健康关怀的提供者之间更为亲密和细致的关系。更确切地说，认识到直立姿势的丧失所带来的深远影响并采取措施减少这种影响才是最重要的。[98]

生病时，活生生的空间性状以意味深长的方式发生了改变。正如前面所说，活生生的躯体揭示了，身体的空间性并非物理定位的空间性而是一种处境的空间性。例如，假如我将手臂放在桌子上，我不会认为手臂位于烟灰缸的"旁边"，正如杯子位于烟灰缸的"旁边"一样。更确切地说，我的身体对我来说似乎表现为"一种姿势，它与某个正在发生或可能要发生的动作有关"（梅洛-庞蒂，1962，PP. 98～100）。我将手臂放在桌子上是"为了"——为了碰到杯子，为了将烟灰弹入缸中，诸如此类。

于是，物理空间对我的躯体来说就是一个已定位的空间。在我周围的各种客体必然会决定我在这个世界上的躯体位置、我的方向感。客体的位置并不仅仅是由纯粹的空间关系所决定，而是由该客体与实际参照系的关系所决定。"玻璃杯放在咖啡桌上"意味着我必须小心，以免在移动桌子时弄翻它。"椅子放在书桌右边"意味着我在走过桌子时必须避免撞到它（萨特，1956a，P. 424）。

因此，物理空间是作为功能空间，作为我能够在其中完成各种活动的环境而呈现在我面前的。空间的各个点并不仅仅代表与我身体的客观定位有关的客观位置。相反，它们标志着我的目标和姿势所及的不同范围。例如，我必须穿过的狭窄门廊对我来说就不是作为一个客体，而是作为一个"有限的可能性"而得到表现的，这就是说，面对它，我的躯体需要对我的活动做出适当的调整（梅洛-庞蒂，1962，P. 143）。我的具体化的躯体总是被体验为"处于周围各种事物的中央，在这个或那个处境中的活动，与当前动作有关的定位或姿势"（赞纳，1981，P. 97）。

在病患体验中，活生生的空间特性发生了变化。通常，躯体运动会不断地拓展空间，从而使人能自由地改变其位置并且接近客体。病患和虚弱则产生了一种向心力，将患者固定在此地。假如我因为流感或术后留院而躺在病床上，我就会切实体验到我的世界在变窄（将我限制在床上、房间里或家里，诸如此类）。这种限制于此地也造成患者本身和周围事物之间距离感的加剧。由于身体条件发生了变化，患者感觉从前认为"就在附近"的客体或位置现在却变"远了"。例如，在正常情况下看起来"近在咫尺"的盥洗室因为我生病突然间感觉"变远了"。朋友和同事渐渐远去了，而工作场所简直就远在另一个星球上。

当可能的活动范围变得严重受限时，空间感也压缩了。空间不是代表可能的活动范围，而是面临着被限制的可能。一些计划可能不得不加以改变，甚或完全放弃。身体与外部世界相连的"目的"特性必须受到明确注意，对此经常需要付出异常的努力。在此意义上，功能空间假设了一种不同寻常的未定的性质。对于躯体来说，日常的客体都是作为"有限制的潜在性"来被面对的。例如，对患有动作震颤的人而言，杯子就不再简单地作为"要抓住"的物体，而是作为一个有待解决的难题。楼梯不仅对患心绞痛的人来说是个障碍，而且对患有多发性硬化症的人、拄拐杖的人以及刚从一场流感中康复的人都构成了障碍。对视力受损的人来说，周围事物代表着对眼力不济的不断提醒（物），而横穿交通繁忙的街道更成了噩梦。对丧失听力的人而言，用电话交谈或参加社交聚会是一种折磨。这类例子不胜枚举。其关键之处在于，生病的人以各自不同的方式感受到身体空间性（处境的空间）的明显变化——一种弥漫于周围世界的变化。此外，既然诸如楼梯、门、工具等日常熟悉的事物都反映了身体受到限制和活动受到挫折时的一种具体感受，那么病患就确实是在这个世界上的一种存在。活生生的躯体所面对的难题就是环境的难题，因为外部世界和身体代表着一个统一的系统。

物理空间本身假设了一种受限的特性。斜坡太陡峭难以攀登，人行道崎岖不平没法走，门廊太窄轮椅无法通行。在与上述功能丧失有关的病患中，物理空间的受限性成为患者生活体验中的一个永恒的特性。结果，功能残缺的人必然是通过其受损的肢体这一扭曲的媒介来观察外部世界的。[99] 例如，作为一个行动受限的患者，我能记起的关于林肯纪念馆的第一印象并不是对其优美建筑的敬畏，而是对必须跨越的无数阶梯的极度沮丧感。[100]

病患不仅造成活生生的空间感的特性的破坏，还导致了时间体验的改变。[101] 正如活生生的空间感是由外在的距离感、目的和意图所规定的一样，时间也不是体现为一种静态的现在，而是体现为一种向着未来的运动状态。正常情况下，我们或多或少是根据与未来的可能性有关的特定目标在现在时段活动。生病时，这些目标似乎突然间与自己不再相干或者超出能力范围。患者会发现自己已被束缚于此时此地，界定在现在时刻，无法有效地规划将来时段。的确，生活计划可能不得不被束之高阁或加以修改甚至完全放弃。正如赞纳（1981，P.76）指出的那样，生病使人不能实现"种种可能性"，使他不能脱离当前的处境以便转向其他方面的可能存在。

在此意义上，由生病所造成的日常存在的费力性对于时间的主观体验就产生了某种影响。例如，在谈及他的进行性视力丧失时，约翰·豪（John Hull，1990，PP.78～80）提出了一个有趣的观点，即生病和肢体残疾导致了自己与时间关系的改变。患者不是"试图用必要的任务填满每一分钟并挤出最后一点时间"以达到下一时刻,而是被迫全神贯注于现在时刻和现在任务。"你将不再与时钟相抗争,而是与任务相对抗。你不再考虑它所花费的时间,只考虑你不得不做的事情。它不可能被尽快地完成"(豪,1990,P. 80)。为了迫使患者全神贯注于实际事务,病情不再允许他考虑将来时刻。豪说:"看起来我并不忙的原因并不是我比同事们的任务少,而是我无法忙起来。"

当然,这不仅仅是失明患者的情况。

我想到朋友克里斯及其所患的多发性硬化症,时间已令人惊奇地延长了。早上他要花 45 分钟才能系好鞋带。这没关系。他并没有因此变得不耐烦,只是埋头干,这就是用这么长时间系鞋带的原因。我想到了克利夫·因曼(Clive Inman)及其背伤……对他来说,空间已缩减到只有病床大小。在那漫长的 12 周里,他始终拥有这个世界(豪,1990,PP. 79 ~ 80)。(突出我的身体)[102]

生病时,过去、现在和将来的意义可能以其他方式发生改变。例如,对未来的可怕预测可能被理解为紧迫的而且永远是当下的威胁。由进行性退化性疾病所带来的不确定性,譬如多发性硬化症,可能造成刚被诊断出这种病的患者开始像真的已经严重残疾一样生活,或者好像这种威胁是直接的一样。在这种情况下,时间以另一种方式遭到破坏。它不单单是因为失去将来的目标而失去将来,而且病患还造成实际的当下时刻的同时丧失,实际的现在被剥夺而转换成想象中的将来。

在有生命危险的病例中,将来消失了。在被确诊为癌症后,弗兰克(Frank,1991,P. 37)指出,他能看到的全部都是那些不会随他而变老的面孔——他女儿的脸、妻子的脸、双亲的脸。他说:"夺去我性命的疼痛会使我的将来和其他事物一起消失。"

相似地,过去的意义可能因为生病而获得另一种特性。诸如某次严重疾病的侵袭,外科手术或者事故之类的非常危险的且记忆犹新的过往事件,在时间上可能觉得很近。"我上次心脏病发作距今不到两年。"这种过去的威胁可能也渗透到现在。患者可能生活在不断复发的威胁中——这种恐惧随着时间推移可能会增强而不是减弱。"上次得病至今已有两年了。对别人而言这只是个大约的时间。"[103] 正如卡塞尔(1985)指出的那样,客观时间刻度的意义是主观的,而且因患者不同而变化（而且我认为，也因病情的形式和阶段不同而变化）。

概要

概而言之，在感性层面，生病被理解为是活生生的躯体遭到破坏。这些具体化的基本性质，如存在于世界中、躯体意向性、初始意义、语境组织、身体意象及姿势表现，全都以各种方式受到干扰。活生生的空间感和时间感都经历了一个至关重要的改变。结果，活生生的病患就反映了存在于这个世界上的患者所体验到的一种无序的混乱和失控。此外，既然在活生生的躯体层面不存在躯体与自我的分离（在这一层面，我就是我的身体），那么，病情就不仅必然地与对身体造成的威胁，还与对他的自我所造成的威胁联系在一起。

3.4　生病时作为客体的躯体

如上文所述，在正常情况下，躯体作为一个客体而出现，一方面是在他人的体验中，另一方面是在某种"有限的处境"中，其中客体被看作为一种物质的、生理的实体。这种躯体的客观化使得自我与躯体分离开来，并依赖于外部环境，也许还带来了关于我们的躯体的一种深深的疏离感。为了研究患者理解作为客体的躯体的方式，必须注意到躯体的客观化在生病时是个必不可少的因素。这种客观化必然伴随着与躯体的疏离感，以及对于躯体的无可奈何的认同感。

生病代表一种"有限处境"，在这一处境中，躯体被理解为物质的、生理的存在和"为他人的存在"。首先，生病造成了注意力的转移。活生生的躯体遭到破坏使得患者明确地将其身体作为躯体来加以关注，而不再漠视它的存在。躯体因此也由活生生的躯体转换成客体躯体。[104]这一客观化导致将躯体的具体性质理解为一种实在的肉体障碍物、一种对立力量、一种类似机器的存在以及一个生理学的机体。

例如，在正常情况下，当我能够拿着咖啡杯呷上一口时，不会明确注意我的手的动作。更确切地说，我的注意力被导向目前的动作（端起杯子）。然而，万一我弄伤了手，我的注意力就会集中在我的手上。我必须观察手指是如何抓住杯子的把手并且我还意识到作为我的行动的工具，我的手还不能习惯这种费力的姿势。生病时，躯体本身便进入到生活体验中，它变成了注意的焦点和观察的对象。而且，随着功能的丧失，躯体就明确地表明它只是一件工具。例如，假如我无法正常地看东西，我就会明确地将眼睛理解为一个视物的工具，甚至是一个有缺陷的视物工具。[105]

为了将躯体明确视为只是一个行为"工具"，患者就要将它看作是一个物质的、"生理学的存在"。进而，功能紊乱的躯体将被理解为一个有缺陷的"生理—生物学存在"。因此，患者不仅将躯体客观化为生理学的机体，而且还客观化为功能失常的生理学机体。这就是在"疾病"情况中，这种对于作为客体的躯体的理解将反映患者所处的特定的生活世界（还有病情的不同阶段）。例如，作为客体的躯体起初可能仅仅被理解为发生故障的机器（也就是说，存在这样一种理解，这个像机器一样的、生理的躯体只不过是无法"正常工作"了）。然而，患者对于功能失常躯体的看法将反映他所处的特定生活世界的理论背景。[106]举例而言，假如我视力模糊，我就不仅将眼睛看作一个有缺陷的"视物工具"，而且掺杂了某些关于眼睛"不能正常工作"的理解（尽管是粗略和不完全的），它们与我的解剖学和生理学方面的知识有关。假如我胸痛且有心脏病史，我就会把某种有关冠状动脉狭隘的知识与对生理学躯体的理解结合起来。这种理解必然反映出我特定的文化背景和独特的个人经历的内在意义。

功能失常的躯体还可进一步按其机械性质来加以理解，于是，患者将其视为一个类似机器的实体，它由器官系统和其他部位构成，其中的某些器官还能被修理、切除或者进行技术性改造。[107]例如，我可以切除发炎的阑尾或者一个发生癌变的乳房。在极端情况下，甚至可以切除心脏而代之以移植器官。显然，并非这架复杂机器的所有部件都可以牺牲或恢复原状，在这一情况中，我就不可能将自己与类似机器的躯体完全隔绝开来。[108]比如，不能将体内的某些部位切除（比如中枢神经系统）。[109]

此外，功能失常的躯体所表现出的具体性质使得生病的躯体变成一种对抗的力量。例如，一个人可能切身体验过肢体的沉重感、关节僵硬所带来的不便感，虚弱的肌肉所带来的无力感，以及双手颤抖所带来的紧张感。躯体的纯粹物质性阻碍了患者与这个表现为惰性和阻力的世界进行相互作用。这个生理的、物质性的躯体与其说是能使患者实现其人生计划的手段，毋宁说是必须超越的障碍。在这种体验中，客观的躯体也许在没有明确提及病理解剖学的情况下被理解。相反，它是一种对物理障碍的直接理解。

对于躯体作为一种物理障碍的体验在那些与功能丧失有关的病例中是最为明显的。通过外观变化而表现出来的病症，如异样的皮疹或乳房肿块，使得躯体表现出一种对立的性质（在这种对立中，功能失常的躯体与自我发生对抗，并且扰乱正在进行的工作和计划，但在这些情况下，对立很少表现为纯粹的物理阻力）。

身体的客观化不仅作为物理上的障碍，而且更为特殊的是，作为一种功能失常的生理机体，它进一步带来与躯体的疏离感，正是这种疏离感显示了不同病患的特色。尤其是，这使得身体的体验具有一种明确的不可思议性。身体功能障碍揭示了具体化所蕴含的潜在意义，也揭示了被具体化所蕴含的意义。而躯体的"他者（otherness）"感觉绝不是在病中才特有的，然而正是在这种体验中，它被具体地感受到了。

读者或许还记得赞纳提出的四种感觉，在正常情况下，躯体认为它们具有"神秘性"（躯体的潜在意义，不可逃避性/限制、隐匿的存在和异己的存在）。我还想指出，上述分析揭示这四种神秘的感觉在生病体验中被具体地体现了，尤其当躯体表现为一个功能失常的生理机体时。

如上文所述，作为一个功能失常的生理机体，躯体以重要的方式摆脱了患者本人的控制。这种控制的缺乏揭示了躯体与自我之间的共生关系。生病时，一个人才得以直面其本身固有的脆弱性和对躯体的依赖性。"我真的得了这病！"这是作为一个具体的实在，而不是一种难以名状的可能性被人所感受的。此外，无论做出怎样的努力，一个人都无法完全将自己与失灵的躯体分离开来。在制订计划和工作任务时，他必须明确地将这种失常作为前提条件来考虑。因此，他只能不情愿地意识到，这一特定的功能失常的躯体所体现出的不幸以及由于这种不幸对自我构成了威胁从而带来的深远意义。不可逃避性和受限的感受内在于活生生的病情之中。[110]

　　此外，将躯体作为一个功能失常的生理机体来体验还明显地揭示出，躯体是一种包含着生理学过程、事件和结构的实体，我只能有限度地对其加以控制。的确，在许多情况下，我认识到自己没有（也不能够）意识到这些过程和结构。因此，一个人只有在生病时（而不是健康情况下）才能明确体验到躯体存在"隐匿性"和"异己性"。[111]

　　它是有趣的，注意到患者经常会在语言中将他们对躯体的意识表达为一种异己的存在。例如，卡塞尔指出，在描述症状时，患者会试图将自己与其躯体分离开来。他们不是提到"我的"腿，或"我的"乳房，而是说"这条"腿或"这个"乳房。"假如你在胸片上看到什么东西，是否意味着要切除'这个'乳房?"卡塞尔（1985b，PP. 55～65）提出，非人称代词的使用是一种避免与疾病发生直接接触的方式。我怀疑这也反映了患者对于躯体的疏离感。[112]

　　在此意义上，或许应该指出，作为他者而存在的躯体在某些情况下更合乎需要。正如卡塞尔暗示的那样，认为切除的是"这个"而不是"我的"乳房可能对患者心灵少造成一点创伤。此外，因为将我的躯体视为一个机械的客体，在某些环境中，我就能（是自相矛盾的）重获对它的控制。例如，我能使一条受阻塞的动脉畅通，能使骨折的手臂康复，使失常的心脏瓣膜置换掉。然而，应该指出的是，这种控制的感觉是极其脆弱的。畅通的动脉可能还会再次阻塞，或者断臂可能无法痊愈，尽管我（或者我的医生）尽了最大的努力。结果，作为他者的躯体结构（甚至是在这一结构合乎需要的情况下）在某些层面包含了对于躯体作为异己存在的理解。[113]

　　生病时，注意力会转移，从而使身体成为重点，这必然成为临床冲突的一部分。为了配合医生治疗，患者必须明确地将其躯体作为客体加以关注（在给出关于身体感受的"客观"报告时，在自我治疗并向医生报告外观及体内感受的变化时，如此等等）（里德，1984a，P. 33）。活生生的躯体因此被转换了。例如，正如萨特（1956a，P. 403）指出的那样，在将我的腿作为一个客体来观察时，我所关注的仅是"腿"这个东西，而不再是使我有可能走路、跑步或踢足球的腿。

　　此外，在临床冲突中，躯体不仅作为一个物质的、生理的存在，而且还会由于他人的存在而被客观化。在接受医生检查的过程中，患者不仅体会到他的躯体仅是为他者而存在，而且还体会到他的存在只不过是一个生物学实体这一残酷的事实。经历过被他人作为一个"客体"来对待之后，就能切身体验到自己躯体的"二重性"（也就是说，对于自己来说还是主体对于他人来说是客体这一奇怪的二重性）。[114] 如上所述，这种体验绝不仅仅限于临床冲突。然而，或许能使临床冲突得以避免的是如下事实：在医学检查过程中，患者不仅将其存在作为他人的客体来理解，更是将其存在理解为科学观察的对象。结果，患者发现，躯体、自我都还原成了一个功能失常的生物学机体。此外，在与医生讨论病情时，患者实际上已意识到，在作为一个主体的体验和作为一个客体的被体验之间存在一种分歧。

萨特指出，在"疾病"层面，患者将病情理解为对于他人的存在。在这个存在中，患者是通过得之于他人的概念（比如他人描述的生理学和病理学原理）来了解"疾病"的。当基于某种理论背景的病理解剖学知识被考虑时，将躯体理解为一个功能失常的神经生理学机体同样也反映了一种为他人的存在，在此过程中，还涉及从他人那里得到的某些知识。

概要

概而言之，躯体客观化显然是活生生的病患体验中一个必不可少的要素。患者不仅将躯体客观化为一个功能失常的生理学机体，而且还客观化为一个生理上的障碍。作为一个功能失常的生理机体，受损的躯体看似是一个有缺陷的工具或有毛病的设备（显然，它并不是在健康状态下所表现出来的方式，即使在那些时刻，我们还是意识到躯体的生理性质）。另外，在临床冲突中，患者切身地体验到通过他人的存在来理解作为客体的躯体。

生病时，对躯体客观化而言显得特殊的是，对作为客体的躯体的理解使得对"神秘性"的体验更加明确了，因而常常导致与躯体之间很深的疏离感。在正常情况下，不会必然出现这一状况，因为此时躯体的他者性（otherness）是一种积极的体验。此外，当一个人在工作时不得不考虑其受损的躯体时，这种疏离感和"神秘感"就变成了永恒的当下体验。这种体验具有悖论性质。我的躯体在这一体验中看似是别人的而不是我的，它与我对抗并使我的意图受挫；但我就是我的躯体，因为我无法从我受损的躯体中逃脱出来。

尽管躯体与自我之间这种悖论性关系在所有形式的病患中得以确认，但它正是在慢性疾病中才被意味深长地感受到。正如我们所看到的那样，生病时躯体的客观化源自于对于生理功能的被迫关注和对于某些受损的或其他的生理变化的意识。在慢性疾病中，这种对身体的强烈关注是司空见惯的事，几乎每天都在发生。例如，作为一个多发性硬化症患者，尽管我已适应了自己的病症，但我在行走时仍然必须明显地考虑到这一情况。在日常生活中，不论喜欢与否，我都意识到，我那功能失常的躯体，既是物理的障碍又是功能失常的生理学机体。对于所有那些遭受慢性疾病折磨以致有规则的日常生活被扰乱的人来说，情况显然就是如此。

对于处于慢性疾病折磨之中的躯体的关注超过限度时，就会产生某种质变。躯体被转换成一个新的实体——"疾病中的躯体"。[115] "疾病中的躯体"及其不断出现的要求必然成为自我的对立面。在进行工作之前，患者必须不断弥补其缺陷，与虚弱相伴，对疼痛给予无可奈何的关注，等等。

的确，慢性疾病过程中躯体的质变体现为一种格式塔转变，在这种转变中，躯体遭受破坏的体验变成了患者的正常期望，而无破坏的时刻却看似不正常。从这一意义讲，"疾病中的躯体"（而不是在工作时常常被忽略的躯体）**在一个动态的基础上**表现为一个引人注目的存在，与此相对所有的东西都成了背景。

"疾病的躯体"不仅由功能异常的生理学机体所组成，而且还相伴着慢性疾病的发生，以至不可能指望它恢复正常功能。患者会视其躯体为永久性损伤的躯体。结果，对慢性疾病患者而言，与躯体的疏离感以及对于躯体无可奈何的认同感就显得特别意味深长。

3.5 作为科学对象的躯体

在认真思考医生和患者对躯体的不同意指的方式时，简要概括前一章中关于病患的分析会有所帮助。读者或许记得，在将身体不适理解为疾病状态时，医生（正如自然科学家）依照科学理论的结构突出患者对于躯体受损的直接体验。结果这种体验就被全面纳入自然科学说明的因果范畴之中。因此，症状被重新诠释为物理信号（视觉可见的损伤），而生理学过程则被翻译成客观的量化数据（实验室数值、图像、照片、数字等）。既然疾病是按照与其他自然现象相同的方式加以范畴化的，它也就能被独立于患者来观察。

读者或应记得，被医生所解释的疾病状态，不同于患者所理解的"疾病"。尽管患者可能将其"生病"当作"疾病"来观察（这种观察也许体现了某些病理解剖学知识并且涉及了某种对于躯体受损的直接体验的解释意义），但"疾病"仍是一个难以描述的存在，它是不能够直接加以体验的。如上所述，作为一个多发性硬化症患者，尽管我能逐渐将手臂的麻痹状态视为"多发性硬化症"，并且进一步视为这涉及特定的感觉神经通路的受损，但我还是无法直接体验到医生所说的这种疾病状态，即中枢神经系统的损伤。对患者而言，病患的根本存在就是体内活生生的疼痛；而对医生来说，这个根本存在就是疾病状态。

在医生和患者对生病躯体的理解中也存在类似的区别。在经过医学训练的医生的"注视"下，患者活生生的躯体就成了科学的对象（即它被视为一个神经生理学机体，或更特殊地，视为由细胞、组织、器官等组成，按照自然科学的范畴加以排列的集合体）。在临床冲突中，医生面前的人体就是一个严格的生物学存在，并且完全可以按纯粹的物理学术语加以说明。医学将注意力集中于各种各样的躯体系统、器官、结构及功能方面，并致力于对这个复杂的神经生理学机器的内部机理做出明确的解释——并由此确认疾病状态。

指出与医生得出躯体的概念有关的几点是极其重要的。首先，作为科学对象的人体在自然主义态度下被重点突出了。因此，它被视为一个纯粹生理的、物质的事物，并且完全可以按照自然科学的范畴来解释其工作机理（或者原则上是能够解释的）。于是，这种在临床冲突中呈现给医生的特定躯体只不过是"这种"人类躯体的一个例证而已，这样，它就可以在独立于躯体拥有者的情况下被观察。这就是说，这一特定躯体的工作原理通过这样一种方式被客观化了，即用一种普遍的、因果结构的理论说明来使得特定患者的"主观"体验可以被解释。正如胡塞尔（1970a，PP. 315 ～ 383）所指出的那样，自然科学的目标（及科学态度的目的）并不如人们所以为的那样，是存在于现实中的，而是按普遍的因果规律来解释现实，这种因果规律是"客观的"，因而是普遍适用的。

福柯（Foucault，1975，P. 11）和赞纳（1988，PP. 154 ～ 170）已指出，按照现代对疾病的科学理解，在医生的"注视"下，作为科学对象的人体已从活生生的躯体转换为解剖学的躯体，因而，它呈现出的是尸体的外貌。读者可能还记得，主要是因为 19 世纪病理科学发展的结果，医学的主要注意力才转向体内，而疾病则用病理解剖学的损伤或者病理生理学的紊乱加以鉴定（恩格尔哈德，1982，PP. 41 ～ 57）。活生生的躯体因此可以像死尸那样来被解释。

> 的确，对医学来说，这是首次有可能对所见的现象提供真正科学的、严格独立的解释；解剖所见的组织损伤与先前观察到（并记录下来）的症状相结合，使得越来越严格的推理——由后者（临床症状）向前者（解剖事实）的反推——成为可能。而且，通过这一方法，临床观察本身也越来越成为"提前的尸检"，观察成了对实际尸检最终将发现的东西的预言（赞纳，1988，P. 134）。

尤其是，指出这一点是重要的，即作为科学对象的躯体不再是"处于环境中的躯体"的总体表现，正如活生生的躯体所面对的状况。[116] 解剖—生理学躯体并不代表某个特定生命的综合体、一个独特个人的具体化。生理学的躯体（作为一个科学对象）不是代表一种世界上的存在，而是纯粹按其机械性质被对待，因此不再"处于外界环境之中"了。

为了理解作为科学对象的躯体，医生关心的是抛开这个物质躯体的外在表现去探测其内在机制。换言之，"医学的关注"指向的是人体内部。[117] 在体检时，医生仅仅将人体的体表征象（水肿、发绀之类）作为其内在病理过程的外在表现加以解释。借助各种各样技术的帮助（比如听诊器、检眼镜），并通过使用他或她自己的感觉（例如，用手指去探测腹部的肿块、用眼去看严重的皮疹、用耳朵去听肺杂音）。医生将其注意力从体表转向体内，这一过程也许进一步可以借助于机器（X 射线机、CT 扫描机之类）而使身体内部的器官和结构可以看到。此外，在诊断检查中，生理过程可以被还原为实验室数据、指标、图片之类，以便使得这些过程可以解释。于是，为了将人体视为科学的对象，从某种意义上讲，医生使得生物学躯体的外表成为透明。在受过医学训练的医生的"注视"下，这个客观的躯体依其内在实质为人所理解（即作为科学对象的人体被概念化为一个由细胞、组织及器官所组成的集合体）。

在讨论医生和患者各自的世界时，我曾提到过，一个客体被重点突出的方式与一个人关注这个客体的方式直接相关（这种关注的重点是在一个特定的相关语境中被决定的）。[118] 我曾进一步提到，在科学态度的语境中，按照医学的训练，医生用反映医学职业的"思维习惯"的方式来解释人体这一"实体"。其结果，正如职业艺术家和"街上的路人"会以不同观点看待一幅画一样，经验丰富的医生也以与众不同的方式"看"人体。例如，心脏病专家可以听到心脏杂音，感觉到在非医学的"眼光"下探测不到（也无法探测到）的胸腔内的心脏震颤音（里德尔，1990a）。这种以科学态度来突出人体的方式，具有鲜明的特色，它代表着舒尔茨所说的"知识的自主区域"。

强调医生以科学态度指称的躯体与患者所说的活生生的躯体或者客观的躯体之间有非常重要的区别是很重要的。如上文所述，作为科学对象的人体被整个纳入自然科学的解释范畴（即它被理解为只有在病理解剖学的基础上才能被解释）。照此说来，解剖学的人体并不代表活体（一个有意识的存在极其接近世界的方式），而是代表尸体，后者可以在尸检时被割成碎片。此外，作为科学的对象，一个特定的人体仅仅是这种人类身体（或者是人类身体的一个特定种类）的一个例证，而且，它可以脱离躯体的拥有者被独立地观察。

然而，对于患者而言，躯体并不代表科学的对象。的确，在感性认识层面，一个人并没把他的躯体作为躯体来感受和意识（即一个人不会将其客观化为一个神经生理学机体，也不会注意其机械性质）。在活生生的躯体层面，我只是"存在于"我的体内。活生生的躯体代表着我在世界上的存在，而生病则从根本上被体验为对于这一表现的破坏。

在理性层面，患者对躯体的客观化揭示了躯体的物质及生理性质，尤其是躯体的工具性一面。作为一个有缺陷的工具，或出了毛病的装置，躯体可能不仅表现为物质的、生理学—生物学物体，也表现为功能失常的生理学机体。然而，患者的这种理解与医生作为科学对象的躯体观并无区别。更确切地说，患者的理解代表着对其躯体作为隐匿的、异己的存在的"神秘"的体验。尽管这可能包含了某些病理解剖学的理论结构（与"这个"躯体的客观性质的某些相关知识），但患者仍将这个躯体视为"他的"或"她的"身体，患者因此也就无法与之分离开来。于是，患体将躯体客观化为功能失常的生理学机体，就涉及明确地认为躯体是"自己拥有的"，并且体现为一种矛盾的感觉，既无可奈何地认同但同时又疏离这个躯体。[119]此外，正如一个人并不直接体验"疾病状态"一样，他也无法直接体验作为科学对象的躯体（这个躯体只有医生才了解）。

当患者是医生时，这种把躯体看作是"神秘的"理解也是显而易见的。例如，弗兹休·穆兰（Fitzhugh Mullan，1975，P. 4）指出，查看显示他癌症的胸部 X 片时，他"像个医生一样，本能地看到片上恐怖的情形"，但仅仅几分钟后，他便开始：

> 渐渐明白了发生的事。我在胶片上看到的那个小型菜花样的东西，事实上是个赘生的—— 一块肿瘤。它静悄悄地在我的身体深处生长着——有那么 5 分钟时间，它不知道从什么地方冒出来，变成了我生命的焦点，或者，可能是我余生的焦点（穆兰，1975，P. 4）。

其他医生的传记性描述更为清楚地表明，尽管所受的医学训练使他们从医学的角度来"关注"其躯体，但是生病的体验就是这，即对自己躯体的客观化体验根本上就是一种神秘化体验（曼尔和斯匹罗，1987）。

然而，对于医生而言，根本的实体就是作为科学对象的躯体。由此说来，患者的躯体仅仅代表着"这个"人类躯体（实际上是人体）的一个例证，它完全可以依照自然科学的概念加以解释。然而对患者而言，根本的实体是"活生生疼痛着的"身体。它不仅代表感性层面

对躯体遭到破坏的直接体验，而且代表着理性层面对"神性"的
理解。

3.6　对医学实践的影响

上述关于如何看待身体方式的分析，对医学实践具有某些重要的
意义。很明显，患者根本上是将生病体验为活生生的躯体所遭到破
坏。其结果就是，患者对生病必定不仅仅理解为机械的、生物学躯体
的生理功能失调，而是理解为躯体、自我和世界（一个人所生存的世
界）的失调。不像作为科学对象的躯体概念，活生生的躯体概念以一
种非常明确的方式将病痛置于某个特定患者。生物学的躯体不能被理
解为与身体的拥有者相分离。生物学的躯体反应的是这个患者的种种
具体特征，如此说来，这种具体特征就与特定的世界（环境）及独特
的自我相关联。患者并不是仅仅"拥有"这个躯体，他或她就是这个
躯体。因此，患者并不仅仅是"患有"某种病症，而是生存于他们的
病患之中。[120] 例如，患有多发性硬化症、关节炎、心脏病之类疾病的
患者，他们就是以非常特殊的方式生活于一个失控的躯体之中，而不
仅仅是"患了"某种可以识别的疾病。因为活着，这个躯体就必须被
看作是处于某种情境中的躯体。生物学上的功能失调同时也就反映了
患者在世界上的存在的破坏。"当我的躯体出毛病时，出毛病的不仅
是躯体，也是我的生命——它就生存于这个躯体之中，"阿瑟·弗兰
克（Arthur Frank，1990，P.8）说，"当身体出毛病时，生命也发生
了故障。"

的确，萨克斯（Sacks，1983；1985c）在其著作中已经表明，生
病也许可以被描述为在患者的世界中所产生的"有组织的混乱"。为
了对各种神经失调做临床研究，他已搜集了许多这类失调的病例，但
不是按神经科学的传统分类法，而是按诸如"损失""过剩"及"转
移"之类的失调概念来归类的（萨克斯，1985c）。这项研究不仅为生
病这一活生生的体验提供了新见解，而且为神经失调提供了治疗方面
的建议。此外，正如萨克斯所说：

　　　疾病从来就不仅是亏损或过剩的问题……受到感染的有

机体或个人总是会做出一种反应，以恢复、替代、补偿并维持它的不变性，然而，奇怪的是，去研究或影响这种手段（指上述生物体所做出的反应——译者注），正是我们作为医生的一个主要任务，尽管它们本身就构成了对神经系统的伤害（萨克斯，1986c，P.4）。

患者来看医生是因为在日常生活中有所不适，以及身体的某种表现处于失控之中。正如爱德蒙·帕里格雷诺和戴维·托马斯玛（Edmund Pellegrino & David Thomasma，1981，P.72）表明的那样，医学的目标主要是缓解这种不适感——恢复到以前或较好的健康状态，这也许包括，但并不局限于器官功能紊乱的治疗。的确，为了面对患者功能失调的感受，医生不仅必须注意疾病状态下的机体表现，而且必须注意在身体、自我和世界之间产生变化的关系。或许，在慢性疾病中这一情况尤为突出，其中自我和世界的分离被意味深长地感受到了。

认识到这些具体情景（如存在于世界上、躯体的意向性、语境构造、身体意象、姿势表现等）存在着某些基本的性质，就为理解体现为具体特征的失控病症提供了线索。尤其是，当活生生的空间感和活生生的时间感发生变化时，这些紊乱就被注意到了。

如上所述，生病造成了患者空间感的缩小，进而可能的活动范围也受到严格限制，而身体空间本身也呈现出受限的特性。身体空间代表着功能空间，梅洛－庞蒂（1962，P.145）指出，通常情况下（通过各种习惯性任务的完成），特定的个人将客体结合融进身体里。例如，习惯戴着插有长羽毛帽子的妇女，在穿过门廊时会自觉地考虑到羽毛的长度。有经验的打字员不用看键盘，就能确定其必须对准的位置。更确切地说，熟练打字的人已将键盘的空间结合融进其脑海里了。与此类似，盲人的拐杖在使用一段时间以后，就不再简单地作为一个客体，而是变成身体的延伸以扩大盲人的活动范围。拐杖的尖端变成了"感觉的一种范围，它扩展了触觉范围和活动半径，并成为堪与视觉相比拟的感觉装置"（梅洛－庞蒂，1962，P.143）。[121] 习惯使用拐杖、插羽毛的帽子、打字机，就是将它们融入一个人的身体。与客体融为一体，为患者拓展被压缩的生活空间提供了手段。医生可以帮助患者在必要时通过熟练使用诸如视力辅助器、拐杖、轮椅之类器物来拓展其身体空间。患者常常不太情愿"屈从于"这类帮助，或者可能因此将自己视为无能。如果医生和患者能够学会将这类辅助设备视为身体空间的扩展（而不是作为缺乏能力的象征），就可以有效地利用它们以增加患者可能的活动范围。

在这一联系上，指出下面一点是很有趣的：医生常常不大留心与患者共同探讨各种可供利用的手段，用以阻止生活空间被压缩。例如，迪威·斯蒂敦博士在 1981 年生动地描述了他 15 年来在与视网膜黄斑退化做斗争时对医生的感受。他谈到，当他与不断恶化的失明相抗争时，参与会诊的七个"杰出且高素质"的眼科医生中，没有一个人在任何时候向他提出过任何可能有助于他缓解病情的建议，没有人提到"任何我可以用来阻止我的生活质量下降的方法"。为了学会这类辅助办法，他不得不求助于那些本身视力有问题的朋友和熟识的人。[122]

当然，医患之间观点的不同反映了他们各自参照系统的差异。既然医生是按照解剖学、生理学之类的科学理论来解释患者活生生的病患体验，那么医生就主要是从可能的医学解释来看待身体功能失调的，而患者则主要是从活生生的躯体出现紊乱的体验来看待这一问题的。然而，正如斯蒂敦的文章所强调的那样，对医生来说，意识到这一点是极为重要的，即病症所带来的消极影响也许还包括这些因素，如生活空间感特性的改变。最重要的是，这类因素可以被直接面对或缓解——即使在医学干预的成功可能性受到限制的情况下。

生病也造成生活时间的改变。过去、现在和将来的意义可能呈现出与以往不同的特点，以至于患者也许会摆脱不了过去（为过去体验的意义所纠缠），局限于现在（全神贯注于此时此地的说法和要求），或是被抛入未来（生活于会发生什么的想象中）。为了直接面对生活时间的这种改变，医生可以做许多事情以帮助患者面对与时间意义改变有关的难题。过去的意义及对将来的恐惧可以用现实主义方式直接面对，这样就可以使患者更有效地生活于现在。在这方面，指出对将来的恐惧几乎总是具体的这一点显得非常重要。"将来我能从办公室走到教室吗？""将来我能够整天坐在书桌前吗？""在社交聚会时我会为自己感到困窘吗？""我的病会不会被拖延，以致使我无法执行重要计划?”一旦这些恐惧得到明确认识,就可以施展策略来对付它们。关注和正视具体的恐惧对于慢性疾病患者及病情正在恶化的患者来说尤为重要。伴随慢性疾病而来的控制能力的丧失,可能经常会使患者产生一种无助的感觉及对于未来普遍的不确定感。将注意力集中于具体的恐惧能使患者重获对其境况的控制权。

如上所述,姿势是活生生躯体的一个基本特性。恩格尔(1977a,P. 224)证实,姿势是用于交流的一个重要组成部分,医生必须小心加以对待。的确,姿势可能表现出与语言不同的信息。作为例证,他描述了一个住院的女患者,在问及她对医生采取的措施有何看法时,她回答道:“我觉得相当好。”同时,她微微皱起眉头并用右手做了个表示无助的姿势。医生却忽视了这个姿势,回答说:“好的,我很高兴听您这么说。”然后走出病房,这表示他已允许她出院。恩格尔注意到该患者表现出了不快,但留在后面,对她说,看起来她对出院并不感到开心,于是她抽泣起来,并向他详述了她个人生活中的一些重要情况,这些情况与其病情有直接关系。她指出,她曾想告诉医生这些情况,可他一直没给她机会。这位医生后来对这些情况表示惊讶,并对患者如此迫切地要披露这些情况感到惊奇。恩格尔(1977a,P. 225)要说的是,使临床医学显得如此差劲的不仅仅是对姿势表现的疏忽(在临床上还忽视了与患者的病情及适当的治疗有关的重要信息),而且他还建议,我们可以发展一门科学的姿势、体态和面部表情的分类学,并使它们与被感觉及被表达的内在体验建立起联系。[123]在任何情况下,这一点都是很清楚的,即姿势表现在人际交流中是个重要的组成部分,应予明确关注。

意识到这一点也是重要的,即姿态的改变对于患者来说,正是痛苦的一个原因。的确,羞涩感是有疾障的人特有的。在这方面,回忆一下萨特关于“看”的分析是很有趣的。他提出,在感到羞涩和谦卑的那一刻,我便将自己的身体视为“为他人的存在”,即使实际上没有人在看我。在这种时刻,我是通过他人的眼睛看自己的。对于有明显残疾的人来说,“看”多半都是在这种感觉中被切身体验的,即别人正在以否定的方式来观察某人的身体。结果,出现在“为他人而存在”的体验中才有的与躯体的疏离感,对于那躯体残损的患者而言,就显得格外意味深长。[124]

里德尔（1984a，P.36）曾提议，将具体的特征理解为活生生的躯体（我的存在不是一个消极的、非个人的客体），可以激发对身体功能的个人责任感。这种责任感有助于将注意力集中到个人的参与，以阻止病情的蔓延和最终治疗疾病。在这方面，里德尔曾指出，患者常常简单地将他们的身体交给医生去治疗。[125]这种情况无疑是存在的。在临床冲突中，身体已经客观化了。随着这种客观化，活生生躯体的统一性被瓦解了，而躯体也与自我分离开来，与自我的疏远产生了一种失去控制力的深刻感受。病症严重侵蚀了患者的自主感；他失去了有效控制其身体状况能力的自信心。由此，一个人便失去了个人责任感，而赞同由医生代行控制权。这种权力的移交更进一步增强了无助感。部分治疗的功能就是用来帮助患者在面对活生生的躯体遭受破坏时重新确立他们的自主权。这就意味着必须明确关注患者世界中的不同紊乱情况以及自我和躯体之间可以被觉察到的关系的改变。在和患者探讨疾病施加给他们生活的特殊影响及减少这一影响的途径时，医生可以帮助患者坚持他们的个性。即使这类控制必须限于症状控制（而不是治愈）时也是这样。

此外，将身体看作为活生生的躯体也有效地减轻了医疗照顾中非人道一面带来的痛苦。为了将身体理解为仅仅是生物生理学机制，医学实际上已将躯体从其所属的人身上抽离了出来；主要焦点集中于身体的疾病过程，同时伴随着对于自我与外部世界关系失调的轻视。患者可能被视为"已得到较好控制的糖尿病患者"或"一个有趣的癌症患者"，而不是一个患病的主体。对患者来说，活生生躯体的紊乱（躯体/自我/世界三者关系的破坏）才是首要的事。如果治疗方案唯一地集中于生物学躯体的功能失调上，而很少关注活生生躯体的紊乱，患者就会感觉他们自己被还原到了一个物理客体的层面，并由此失去了人性。此外，对于失控这一主观体验的贬低，更加强了"客观的"、量化的临床数据的关注程度，从而进一步加剧了患者个性的丧失。

在此意义上，重申痛苦与临床不幸的区别是很重要的。尤其是，大家可能还记得，痛苦是由人而不仅仅是躯体所体验的。卡塞尔（1990；1991）提出，当一个人感觉到即将到来的病情时，才出现病痛。结果，痛苦不仅与生物学躯体完整性的丧失相关联，而且也与躯体、自我和世界之间相互关系构成的整个网络一体化丧失相关联。[126]
那么，痛苦显然内在地与活生生躯体的破坏，与一个人独特地生存于
他的躯体的方式，与改变所有与周围环境关系和相互作用的那种具体
特征的破坏有关。假如病痛是可以缓解的，这种具体特征的破坏必定
也能被直接面对。

对于作为有意向的躯体（body-as-intended）的分析表明，除了感
性层面上所体验到的活生生躯体的破坏之外，生病还引起了注意力的
转移，它必然导致躯体被客观化为一个物质的实体和（尤其是）功能
失常的生理机体。因此，认同感和客观化的论证对于生病体来说是必
不可少的。一方面，在躯体遭受破坏的直接层面，我就是我的躯体，
我生存于我的病患之中；另一方面，我那受损伤的躯体需要我的关
注，因此我将它客观化并体验到与它的距离。客观的躯体就是我
"有"或"拥有"（而不是仅仅作为我"存在"于其中的活生生躯体）
的那个躯体；此外，它完全脱离我，成为具有其自身性质的纯粹生物
学躯体。结果，我发现自己与它疏远。躯体和自我的这种疏远感是内
在于病情体验之中的，随着躯体被还原成科学的对象，这一感觉在
"医学的目光"中被大大强化了。

躯体的客观化导致个性化的丧失。就是说，作为一个客体，躯体
不再得到生动的体现。这种个性化的丧失使得有过同样病情体验的人
能在有限范围内与病症相关结构的某部分引起共鸣。结果，患者能够
认同和意识到这种个性化的丧失是病患中的一个不可缺少的部分（也
就是说，他们能够与另外一个患者共享某些东西而不需要有关的生理学
解释）。尤其是，患者对其躯体的理解方式有着共同之处（作为一种对
立力量，作为一种物理障碍，作为一个功能失常的生理学机体，作为
"神秘的"事物，等等），这就为理解别人的处境提供了直接的看法。

指出这一点是重要的，即对于病症的"约定"（givenness）的移
情理解，这是建立在将躯体作为客体的理解基础上的，它为医生和患
者建立一个共享的有关生病的意义的世界提供了方法上的线索。这样
的移情理解适用于任何人（即使那些本身没有体验过疾病的人也一
样）。如上所述，这是因为在正常情况下，躯体被看作是一个客体，
于是，患者在生病时也持有同样的看法。在日常生活中，一个人不止
一次地意识到他的躯体是一个物质的、生理的实体，物理上的障碍及

生理学的机体。就像在病中把躯体理解为客体一样，这种客观躯体的现实体验是异己感的一种（躯体与自我的分离）。此外，正常情况下，躯体可能看似是"神秘的"。于是，医生和患者的生活世界为共同理解提供了起点（胡塞尔，1970b，P. 255；恩格尔，1985，P. 364）。病患的"约定性"适用于医生，这不仅通过生病的主观体验（尽管这显然提供了更重要的见解），而且也通过反思日常生活中躯体表现为客体的方式。[127]

对于作为客体的躯体的分析也表明，由于躯体的客观化必然导致躯体与自我的疏离感，那么，不同种类的功能失调对于躯体、自我和世界之间的关系也会产生不同的影响。例如，如上所述，躯体作为生理障碍的体验在那些功能明显丧失的病患中最为明显。的确，在其他情况中，我已论证过，病患也许根据不同躯体紊乱有关的不同生存意义来理解（图柏，1991）。例如，运动功能的失调就带来了一种与躯体的疏远感，这是由于丧失了对肉体的支配权从而使躯体成为一个超越自我控制的对立力量而存在。运动功能的破坏削弱了一个人以基本的方式在世界上活动的能力。结果，世界本身就呈现了一种不同寻常的有疑问的和受限的特点。另外，功能失调还包括感觉的丧失，它促使躯体与自身发生根本的分离，躯体从此不再被体验为"我的躯体"或"属于我的躯体"。例如，伴随着肠和膀胱功能的失调（它们反映了一个人对身体最基本的控制能力的丧失），身体不仅被视为对立的，而且还是恶意的存在，它还不断对一个人的尊严及自我价值造成威胁。因而，关于躯体的上述分析表明，判断不同的功能失调对于患者在这个世界上存在的方式所产生的不同影响是有可能的。

另外，与躯体的认同或疏远的过程（在病患中这是一个重要的因素）会随着躯体失调的类型而变化。慢性疾病患者无法将自身与他们的病躯相分离，于是发现本身不可避免地表现出种种特征，而且无可挽回地隶属于一个本质上已有功能失调的机体，这个机体有可能破坏他们在这个世界上所进行的种种活动。结果，这种失调就被意味深长地体验为切身威胁（即使没有生命之虞）。在急性病症，譬如阑尾炎中，与出毛病的身体器官的分离不仅有可能，而且在许多情况下也是可行的。与特定的机体功能失调及不同疾病过程相关联的生存意义的理解，能够为患者活生生的生病体验提供非常宝贵的启发。

4 治疗关系

　　上述现象学分析表明，病患和躯体对医生和患者来说，其意义大相径庭。这种视野上的不同并不仅仅是知识水平上的差异，而是反映了病患体验与这种体验的自然主义描述之间根本的和决定性的区别。上文还进而指出，医生和患者之间在理解上的差异构成了医疗实践中的一个重要因素——这一因素不仅影响到医生和患者在一个共同理解的基础上对于病患进行成功交流的可能性，而且还影响到医生以一种最佳的方式面对患者的痛苦。

　　如果医生想将这种差异的影响减至最低程度并建立起对病患意义的共同理解，那么，他或她对患者生活体验的某些洞察就显得极为重要。应当强调，有许多证据表明关注患者的生活体验甚为重要：①对于医生来说，在与患者相处和进行治疗时，将患者当作一个人来看待，就得同情患者活生生的病情体验；②为了使医生可以从解剖学、生理学等学科的角度解释这种理解并且开始治疗过程，理解这种生活体验是必要的；③充分理解这种生活体验对于确保最有效地进行科学的调停治疗是十分重要的；④治疗行动需要医生和患者共享对于病患的共同理解。

　　在本章中，我将探讨一些的确可能使医生洞察这种患病体验并由此建立一个与患者共享的意义世界的方式。特别是，我将提议：①活生生的病患可以被理解为显示某些典型特征的一种特殊的存在方式；②在正常情况下，了解躯体的方式为建立对于病患的移情理解提供了一种线索；③在揭示病患对于特定患者意味着什么时，临床叙述是一个重要的因素；④讨论医患关系即治疗关系的性质，并论证治疗行为需要一种对于活生生的病患的理解。

4.1 活生生的病患[128]

以"自然的态度"来理解病患这一现象学的描述早已揭示出，对患者而言，病患远远不只是一组用来界定某种特定疾病状况的体征和症状的集合体。疾病从本质上表现为机体的一种整体失调感——这种失调包括活生生躯体的破坏（伴随着自我和世界的失调）和躯体与自我之间关系的改变（通过躯体的客观化以及与躯体的疏远感而表现出来）。

对于这种失调感，它直接呈现出活生生的生病体验，这种体验具有一种典型的存在方式，即它体现为整体感的丧失、控制感的丧失、行动自由的丧失和熟知世界的丧失等。上述特征是病患体验的内在要素，而与某种特定疾病状态无关。

生病主要表现为一种根本性的整体感的丧失，它通过数种方式表现出来。当然，从根本上说，这种整体感的丧失表现为对于躯体的紊乱和损伤的感受——这种感受不是简单地意识到某种特殊症状（如呼吸短促）的存在，而是对于身体完整性丧失的一种深刻感受。身体不再被认为是理所当然的或可以忽视的了。它似乎已经设定存在一种与自身相对抗的"意志"，它超出了自我的控制。现在自我的命令不再能有效地起作用，而疼痛中的躯体或是功能紊乱的躯体却阻挠计划的执行，妨碍选择的做出，使得行动不可能完成。病患破坏了在躯体与自我之间的基本统一，正如卡塞尔所说：

> 疾病能够改变（与一个人身体的）关系，致使身体不再被视为是一个朋友，相反，被视为一个不值得信赖的敌人。如果疾病突然袭来，这种改变便是强烈的，当病情持久不愈时，患者也许越来越感到自己是脆弱不堪的（卡塞尔，1982，P.640）。

生病时的躯体，在此以前它只不过是生存着，现在成为不受欢迎的客体。这种客观化必然导致患者与躯体产生疏远感。尤其是躯体不再表现出生动的特征。相反，它仿佛是一种物质的生理的客体和在工作中必须克服的对抗性力量。

此外，功能失调的客观躯体还表现出一种本质上不受人控制隐匿的和异己的存在。功能上可以察觉的紊乱揭示出生物学躯体的类似机器性质以及既不能被直接体验也不能被控制的各种物理过程的存在。在与医生讨论时，患者能强烈地感受到这种躯体的"他者性质"（otherness）。躯体的这种生物学的、病理学的感觉，就是躯体不属于我，与自我对立的感觉，以及正是现在被强调的这一感觉。

即使躯体最终恢复了健康，但躯体完整性的丧失感仍然存在，如果病情严重的话。

> 有一次心脏病发作就好像是跌倒在深渊的边缘但又被拉了回来一样。为什么我被拉回来并不比为什么我最初会跌倒更有意义。以后我时时感到有再次跌入的风险，或是心跳就会把我再次推向危险的边缘。我将绝不会忘记那种深深的虚无感，以及死亡的必然性。一旦躯体死亡，它就不可能再次发生。
>
> 那些自以为在健康行走的人们，他们其实也生活在边缘地带，只不过他们仅仅只是看到了远离深渊的坚实地面而已（弗兰克，1990，P. 16）。

疾病迫使人以明确的方式意识到身体完整性的脆弱和对于躯体功能控制的缺乏。[129]显然，在慢性疾病和有生命危险的病情中，这一点尤为明显。但它也是那些并不严重的机体失调症状的一个内在要素。一个人只要有过生病的体验就会认识到，他不再能把身体未来的健康视为理所当然。

身体完整性的丧失感不仅体现为对于躯体的一种异己感，而且还体现为对于躯体无可奈何的认同感。亦即一方面存在一种看法，认为躯体不是我的，于是它本质上就超越了我的控制；另一方面，却又敏锐地意识到，对于躯体的种种表现我是无法摆脱的。那就是说，一个人认为自己是无法摆脱躯体的种种具体特征的，正是在此意义上，他不能完全把自我与功能失常的生物学躯体相分离，然而，也正是这个躯体有可能毁掉他的工作。

在此意义上，指出这一点是非常重要的，即生病时所体验到的整体感、丧失感不仅表现为对于躯体的威胁，而且还表现为对于自我的切身威胁。

> 疾病……粉碎了我们生活据以为基础的网络。我们把手臂、腿、手指、脚及其他器官对我们的命令做出的反应视为理所当然的事。当它们没有反应时——当我们不能够按照我们的愿望运动时——我们才发现自我意识与躯体是多么紧密地联系在一起，而当躯体转而成为我们的敌人而不是盟友时，我们又是多么困惑（西柏曼，1991，P. 13）。

在此意义上，我希望读者能回忆一下现象学的有关描述，即活生生的躯体是个人在世界上的存在。既然活生生的躯体作为世界中的存在是我们关注的焦点，那么，由疾病所引起的活生生躯体的破坏被体验为自我的破坏就是毫不奇怪的。

在严重的病患体验中，自我的分离尤其深刻，因为一个人与其他人的关系、他的工作、他对此的感觉，即他的预后情况怎样，生命是什么和应当是什么，等等，都发生了变化，而且这种改变是"令人恐惧的"（弗兰克，1991，P. 6）。

罗伯特·墨菲（Robert Murphy）对这种自我的丧失进行了反思，他写道：

> 从我第一次被诊断患有肿瘤一直到我完全依赖轮椅，我不断地意识到我所失去的远远不仅是我的腿，我还丧失了部分自我，并不是别人对我的行为有所不同，而是我对我自己感觉不同。我已经在思想、自我形象，以及生存的基本条件方面发生了改变……这是一种越来越糟的改变，我所习惯的每件事情正在远离我而去。
>
> 残疾并不仅仅是一个生理事件……它是我们的本体论，一种我们在世界存在的状况（墨菲，1987，PP. 85，90）。

对医生而言，认识到这一点是重要的，即由生病所引起的对自我的威胁是首要的威胁，尤其当"修理"躯体并不必然减轻这种对自我的威胁时。

整体性的丧失不仅体现为躯体受损和完整性丧失的感觉，而且还包括意义深远的**确定性的丧失**。在患病体验中，一个人被迫放弃其最珍视的设想——即个人不可毁灭的设想。假如这一深深拥有的设想只不过是一种幻想，那么，迄今为止在我们视为理所当然的生存中还有什么神圣可言？

> 我们视其为理所当然……即生命是可以预见的，并且是可以永远生存的，因此我们能够控制我们的命运……疾病破坏了这种基本的神圣不可侵犯感，迫使我们承认自己的软弱和人的必死性（西柏曼，1991，P. 13）。

这种感觉一旦受到破坏，个人不可毁坏的幻觉就只能被微弱地重建起来。

由患病所带来的确定性的根本丧失是个人焦虑和恐惧的重要原因。尽管经常深深地意识到恐惧的存在，但患者却发现很难与他人交流这种感受。不可思议的是，患者常常认为这种担忧是不合适的，尽管它是生病体验中不可避免的部分。为了消除患者的焦虑，医生尽量以这种方式来对待病患或是进行治疗，这就等于暗示这种担忧是毫无理由的。然而，患者也许会认为这种焦虑感是非理性的和不能被允许的。[130]

在大部分情况下，生病体现为一种突如其来的事件，是对于或多或少已被周密设计好的人生计划的一种干扰。疾病被理解为"作为一种不请自到的和未被预料的'发生于我的事件'而降临于这个人头上，它不在此人可能的选择和计划的范围之内"（赞纳，1982，P. 50）。因此，由整体感和确定感的丧失所带来的就是丧失控制能力的一种深切感受。熟悉的世界，包括自我，突然被认为是内在的不可预言和不可控制的。这正如帕里格雷（Pellegrino，1982，P. 159）所指出的那样，生病，迫使我们……认为人是被环境所控制的。

当然，努力给予某种病症以意义，患者就会有选择地将患病与某种处罚（如神意或其他）联系起来。这就是说，病情严重的人可能会感到他或她必定已经做过什么以致有此结果，因此，生病就是对所做错事的报应。[131]然而，即使在这种情况中，即生病被认为是个人越轨或不正当行为的结果，而不只是对于某人人生计划的一种不可避免的随意干扰，但个体还是深切地意识到对于目前处境的一种根本上的无能为力之感。他或她现在不可能消除被认为是已引起这场灾难的越轨行为，现在他或她也不可能去改变目前的处境。[132]

生病时固有的控制能力的丧失，尤其被现代人深切地意识到了，因为现代人有一种幻觉，即我们是处在现代科学和技术的庇护之下的。既然技术和科学已经极为成功地根治和减轻了许多疾病，于是，疾病就不仅被看作是一种毫无理由的侵扰，而且患者也希望医学治疗确实能够带来全面的康复。于是患者带着不现实的期望来见医生，以为完全恢复健康是指日可待的事情。如果医生不能满足这种期望，那么，患者就会被一种无助感所压垮，并认为情况将是完全无可挽回了。[133]

有希望带来全面治疗的技术却反而强化了生病时所体验到的失控感。检查时，患者发现自己处在不露面的机器的摆布之中——这台机器几乎不具有理解能力，但它的指令却必须被服从。在与机器的冲突中，人本身成了检查的对象，而不再是处于痛苦中的主体。这种向客观地位的转化，不仅在机器的"目光"中，而且也在健康护理专家的"目光"中，被具体地感受到了。[134]在这种向客观地位转变的过程中，患者感到不再能有效地控制所发生的一切。

失控感也具体表现在这种体验中，即不得不依赖别人来做自己从前能做的事。病患以多种形式，妨碍患者的自主能力以及按照自己愿望行动的能力。[135]患者必须寻求他人在体力上的帮助，而且还必须依赖于一个训练有素的治疗师、一个医生。这是一种内在不平等的关系，其中医生承认他们恰恰拥有患者缺乏的东西：治疗的能力和知识（Pellegrino，1982，P. 159）。因为医生掌握了关于疾病的知识、技能以及他所处的支配地位，所以存在着一种在力量上有利于医生的不对称关系。这种不平等的关系加重了患者的失控感。

因为他生病了，病情还会影响他对于本人的独特处境做出理智的判断。

不明白什么东西出了问题，它如何才能被治疗，更不知道未来会发生什么，或专家事实上能够做些什么。患者不具备治愈他本身躯体或精神障碍或是减轻其痛苦或焦虑所需要的知识和技能。他作为一个人的行动自由严重地受限了（Pellegrino，1983，P. 159）。

只要力所能及，患者最终要为他选择的治疗方案负责。然而，尽管这些决策通常是在向医生咨询并且听取合理建议之后才做出的，患者几乎总是感到对于这一任务力不从心。这个决策纯粹属于个人，他不仅要为这种选择担负起个人责任，而且最终还将影响到他独特的人生计划。虽然意识到选择的必要性，患者还是经常感到他们并不拥有以理性的方式做出决策的知识和能力。有时他们可能直觉地感到，由医生推荐的行动方案并不是他们最感兴趣的，然而更经常的是——患者不能随心所欲地拒绝医生的建议。

即使患者是一位医生时，这种困难仍然存在，因为对于自己病情的了解和临床决策的最终后果必然是不完整的。[136]即使在最易理解的疾病中，也存在着理解上的巨大鸿沟。原因也许是不清楚的，而结果总是与患者所寻求的可能性，而不是确定性有关。[137]

此外，生病还在另外一方面影响一个人做出理性选择的能力。病患损害了人的推理能力，以致一个人在遭受痛苦或疼痛时，保持头脑清醒是很困难的（卡塞尔，1977，P. 17）。当他们直接与本人不确定的未来相联系时，也是很难做到"头脑清醒"和沉着镇定地看待临床选择的。

在考虑什么是他或她的最佳利益时，个体总是按照他的人生计划和一套独特的价值体系来做出判断。每个人总是根据某些具有个人意义的基本原则来安排生活的，并且正是按照这些原则在日常生活中做出抉择和行动。在生病所带来的生存危机中，这些基本的个人价值常常被明确地突现。个人总是根据使他或她的生活具有意义的基本原则来面对和解释这些对于自我所带来的威胁。

患者总是假定（常常是不正确的并且肯定不合情理的）他们的医

生知道和理解自己的价值系统是什么，并且不仅根据临床数据，也根据自己的价值系统做出临床决策。所以，患者很少与他们的医生交流他们的价值观。另外，医生可能认为去询问患者的价值观是不合适的、不相干的或者会冒犯别人，并且也许认为仅仅依据临床数据就足以做出最切合患者利益的决策。因此，患者不仅失去了根据他们的个人状况做出理性选择的自由，而且失去或被取消了按照独特的个人价值观系统做出选择的自由。[138]

生病是处于一种不协调、不平衡、失去能力和不舒适的状态，这种状态体现了对一种熟识世界的丧失感。正如现象学分析已经揭示的那样，病患代表着一种已被改变的生存状态，一种个人在世界中存在的本质改变。这种改变可能是暂时的（例如患了流感）或者是长久的（例如患有机能慢性失调症）。在这种改变的状况中，患者不能按常规进行活动，参与到每天的工作和娱乐中去。这种隔绝感会因所熟悉的世界仍像往常一样进行而更为强烈。考虑到他们还是像过去一样从事各种活动，尽管病情会影响一个患者总体上的独特体验，然而，它却是一个仅在其他人的体验边缘才必然出现的"事实"。

关于这一点可从《伊凡·伊里奇之死》中引述的一段文字得到有力的证明。伊里奇从医生之处回到家里，并且：

> 开始将自己的病情告诉妻子。她倾听着，正在他叙述的时候，女儿戴着一顶帽子走了进来，准备与妈妈一起外出。她勉强地坐了下来听他冗长的故事，但无法坚持太长的时间，而妻子也无法听他讲完……他绝没有在欺骗自己：某些可怕的、新的，要比他以前生活中所有的事情都重要的事情，正在他体内发生，而他只能独自忍受。他周围的那些人不能也不愿去理解这件事，而是认为一切正如往常一样进行。这比任何事情都更折磨着伊凡·伊里奇（Tolstoy，1978，PP. 521，524）。

存在的孤独感必然是病患严重的一个部分。正如墨菲（Murphy，1987，P. 63）所说的那样，"没有什么比一个人受伤时却无别人能感受到这种痛苦而使人更为孤独的事了。当一个人患病时，其身体不适只是一件私人的事，当一个人死亡了，这世界也只是泛起微微的波纹而继续运作着"。

认为是理所当然的日常生活被破坏了，这不仅带来了日常活动及其有关事件被破坏的感觉（并变成"问题"），而且还有通常的时空体验经历重大改变的感觉。不可避免地全神贯注于疼痛、不适或是能力的丧失，这会使一个人沉溺于现在时刻。生病使得我们的体验支离破碎。未来（长远的或短期的）突然消失了，它是不可企及的并使人产生无能为力之感。[139]

此外，一个人的具体能力的破坏必然导致其周围空间的缩小和局限。空间被压缩到病情所限定的范围（如病床、房间、医院里）。再者，随着功能的丧失，躯体空间本身也呈现出一种受限的特征（位置可能离床或椅子"太远"；台阶"太高"，难爬；房间"太拥挤"，难通过）。因此，所熟识的世界具有处处都不再协调的感觉。这是一个不再自在的世界。

这种"陌生感"也表现为对环境做出与以往不同的反应。生病时，世界以完全不同的方式"冲击"着感觉。景观、声音、气味、味道、触觉、与他人的各种联系——都可能呈现出一种不同的意义。的确，作为一个整体的世界所呈现出来的种种方式（令人喜悦的、单调乏味的、诱人的、讨厌的、侵扰的等），都因身体从健康向疾病的转变而受到影响。

概要

总之，患病的体验代表着世界上一种不同的存在方式，这种方式典型地表现为整体性和躯体完整性的丧失，确定性的丧失和相伴而来的恐惧感，控制能力的丧失，以多种方式自由行动能力的丧失以及在此之前熟识世界的丧失。[140]

作为迈向对于病患意义共同理解的第一步，医生应学会去认识并注意这些人类生病体验的典型特征。这意味着，医生应暂时把对于病患的自然主义解释抛开，以便将注意力明确地集中于患者所感受到的不适体验。当然这绝不意味着医生因此需要"放弃"他或她把生病作为疾病状况的理解，相反，这是建议他或她完成一种临时的转移，这就是对于疾病的解释从自然主义态度转向以生活世界的意义来解释患者的失控，以便获得对于病患的一个更为完整的理解。这种焦点的转移不仅提供了对人类病患体验的洞察，而且能使医生更直接地面对患者的痛苦。

4.2 移情理解

正如前面章节所讲的那样，那些曾患过病的人对于病患的"约定性"（givenness）均有一种移情理解，于是，他们对于生病中的躯体所表现出来的种种特征，如作为一种对抗性的力量、一种物理的障碍以及一种神秘感的体验等，都有一种共同的理解。结果，无论疾病处于何种状况，患者都能够分享别人的生病体验，并不需要寻求任何生理学解释的需要。还需进一步提出的是，对于病患的"约定性"的这种移情理解，它建立在躯体的生动体验基础之上，为在医患之间建立一个共享的意义世界提供了方法上的线索。[141] 在这方面，我将进一步探讨这样一个观点：医生和患者的生活世界的确为对于病患体验的共同理解提供了一个起点，并且表明反思在正常情况下理解躯体的方式能够为生病时的体验提供重要的洞察力。

现象学的分析已揭示出，生病的体验使个人的存在具有"二重性"。一方面，他认同自己的躯体（正是在躯体中他得到了表现）；另一方面，他又与其躯体相分离（因为在本质上该躯体已不受他控制）。然而，这种对躯体的"两重性"的意识并不限于我们成为患者的时刻，在每天的日程中、平凡的存在中，这种对"两重性"的认识周期地进入我们的意识之中。然而，尽管这种时刻对于我们所赋予的这种"两重性"无疑具有更重大的存在意义。我们总是被提醒这一事实，即我们是具体存在的（我们不能使自己与躯体相分离）。例如，无论何时身体的限制使我们无法完成某一任务或追求某种雄心壮志，在不可避免的衰老过程中，在我们散步时陌生人投来的赞许（或谴责）的眼光中，在这是"我的"身体以及我认为它属于我自己的这一习惯性意识中，我已与它结合为一种共生（symbiotilc）关系，这样只要"我"仍在，我就不能没有它。另外，平时的体验也提醒我们，躯体在本质上是他人的而不是我的，这时，它只是一个物质的、生理的客体，我对它最多只有非常有限的支配能力。

在大多数情况下，这种日常生活的体验一般是容易过去或忘却的。然而，它们为生病时所固有的失调感受提供了有价值的线索。反思那些时刻，当我意识到我的种种不可避免的具体特征，例如，生理上受限的体验或是遗憾的感觉，即我的身体已不止一次地证实这个事实，我不再像年轻时那样——我也许就领会了躯体的完全限制（由严重的病情产生）所带来的"震撼"中的某些含义（只要病情存在，这种震撼就会持续并且体现为控制能力的丧失）。

尤其是，躯体作为一种生理的客体这一日常体验能够揭示躯体在病中显示的异己感。如上所述，在我的腿"发麻了"这种常见状况中，躯体就不再有具体的特征，而仅仅是"像物体一样"的东西并且与自我相分离。这样一类的日常事件很难在深层上使人不适。为了"激活"它和"使它复原"，只需要按摩腿就行了。但是，我们却很少去设想当这种"麻木感"无限持续下去时，这种体验该会是多么难受。

此外，在其他方面，我们都有过躯体作为一种对抗性力量的实际体验——为了实现我们的计划，它成为一种必须被克服的力量。如果我因缺少睡眠或由于"时差"而疲劳时，为了清醒、精力充沛和热情地（充满活力地）工作，我就必须与身体的惰性做斗争。如果我在宴会上喝得太多（并已构成威胁），或无节制地大吃大喝（并已出现胃痛），如果我要吃掉摆在我面前由主人或主妇精心准备的早餐，我就必须克服来自于身体的阻力。这类体验把躯体置于与自我对立的位置上，揭示出躯体作为生理障碍的一面。再者，在多数情况下，这种平常的事件仅仅只引起短暂的不安。然而，如果这类事件持续下去，一个人很容易意识到它将会带来多大的痛苦；如果正如在生病时那样，躯体作为一种对抗性的力量就是一种时刻存在的现实了。

此外，一个人的躯体被当作一种机械的生理的客体来认知的体验并不仅仅限于非正常的情况下。正如恩格尔哈德（Engelhardt，1973，P. 38）已指出的那样，一个人每天都面对自主反射——猛敲一个人的膝盖就会有膝腱反射；喝咖啡太多则心跳不规则。在这类体验中，躯体表现为一个他者，是许多他者（它们能被感觉、被看见、被作用）中的一员。此外，躯体也表现为一个具有独特性质、功能和生理过程的生物学客体，对于这些，我们几乎缺乏意识，最多也只能对它实现非常有限的控制。在正常情况下，这种将躯体看作是一种生理学实体的体验，也许不具有特别的威胁。例如，一个人可能只是惊叹躯体运作时那令人惊奇的复杂性而已。然而，这种日常体验必然会揭示躯体的"神秘性"——尤其是它的隐匿性和异己感的存在——结果，它们令人想起操纵体内所有过程的控制能力的脆弱性（这真是一种令人不安的提示）。

对于这种在正常情况下把躯体理解为"神秘性"的反思，为探讨生病时所固有的躯体的异己感提供了线索。大家可能还记得，伴随着身体的失调，躯体不仅被当作一种机械的生理实体来理解，而且更为特别的是，还被当作一种功能失调的生理实体来理解。作为一种功能失调的生理实体，躯体不仅以明显和持久的方式，而且还以必然被理解为会对自我构成威胁的方式，揭示了隐匿性和异己感的存在。在这些情况下，意识到躯体的独立性并且还意识到人对它只能实现少得可怜的控制时，这是多么令人不安、沮丧的感觉。

很显然，躯体的活生生体验是达到对于病患体验的共同理解的起点。不管医生本人是否有过生病体验，然而即使在正常情况下，他或她也会不止一次地体会到躯体的"两重性"，感受到它那隐匿性和异己感的存在。对日常生活中这些平凡事件的反思为关于病患的约定性的移情理解提供了基础。这种理解并不深奥。我们都有把身体作为一种对抗力量，一种物理障碍，一种物质的、生理的客体的日常体验——这种体验使得自我与躯体相分离并且揭示躯体的"神秘性"。将这些体验与病中相对应的东西区别开来的是那些在日常生活中短暂存在，并在多数情况下容易忘却的东西。然而，它们显示了生病时所固有的躯体离异感和失控感的迹象。

医生和患者的生活世界不仅为病患体验的移情理解提供了基础，而且生活世界也为理解特殊躯体失调的活生生体验提供了基础。的确，恩格尔哈德（1973，P.38）已经指出，医学院的学生要学会明确地观察自己的生命过程，以便关注纯粹的生理和机械的过程。[142] 医生只有在他或她关于日常生活的前科学体验的基础上才能获得对病患的科学理解。恩格尔（Engel，1985，PP.362～366）指出，面对患者的病情陈述，医生是根据其个人的生活世界和活生生的躯体对此做出反应的。例如，呼吸困难是医患双方共同生活世界中的一部分，只有当呼吸困难的出现没有明显的原因时，才会令人惊慌。

卡塞尔（1985a，PP. 46 ~ 47）提议，医生用个人的身体体验作为一种参考框架来理解患者的抱怨是至关重要的。他论证，为了做到这一点，医生就要检查自己的知识，以确认症状完全被理解。医生利用个人生活中的体验去核查患者的意思，以及抓住症状怎样与正常功能不同，此外，还要利用解剖学和生理学知识来指导检查过程。[143] 在这一过程中，假如医生从未有过类似体验或者未感受过患者所描述的感觉（这或许是年轻医生和缺乏经验的医生最常见的问题），那么，卡塞尔（1985a，PP. 46 ~ 47）说，医生只好向患者提更多的问题，结果"当你完成你应该做的事时，既获得了诊断信息，也更多地了解了世界"。

恩格尔指出，凭借自己所受的教育，医生的生活世界得以扩展。

> 例如，一份关于患者呼吸困难的报告，不只是与医生——他的/她的和其他人的——长期以来对于呼吸和呼吸困难的看法产生共鸣，也与他/她最近获得的有关肺和血气、不饱和血红蛋白、水泡音和患者费力呼吸的体验产生共鸣。从某种程度上讲，这些正规教育的产物构成了生活经验，而不只是从书本上学来的抽象知识，它们对于医生不断变化的生活世界有所贡献（恩格尔，1985，P. 364）。

恩格尔提出了一个重要的观点，即随着疾病和治疗过程的展开以及在这一过程中，由于不断的护理所带来了医患之间的相互理解，患者的生活世界也会随之而发生变化。

概要

总而言之，医生和患者共享的生活世界的体验为在他们之间建立一个共同的意义世界奠定了基础。尤其是，某些对躯体活生生体验的反思表明，对于病患的一种移情理解根本上可为医生所利用——即使他或她个人没体验过疾病。[144] 在正常情况下基于躯体活生生体验基础之上的关于病患"约定性"的移情理解也许还可进一步得以丰富，以至于医生得以有规律地观察那些正在患病的人。显然，这种移情理解也可以为个人的疾病体验进一步充实。正如萨克斯（Sacks）谈到他自己的腿受伤时所说的：

> 通过"这条腿"的特殊经历，以及更一般的是"作为一个患者"的体验，教育了我，也改变了我。现在我明白了，因为我已体验了我自己。现在我开始能够真正理解我的患者……我能倾听他们的声音，我能理解他们，并且有时我能帮助他们，因为我已亲自体验过这一经历（萨克斯，1984，PP. 202 ~ 203）。

然而，躯体的现象学分析揭示，鉴于这样一种个人的体验确实为病症的失调存在提供了深远的启发，那么，更平常的生活体验对于病患的意义来说，也提供了富有价值的线索。

4.3 临床叙述

上述分析业已表明，不仅患者的生活世界的解释区别于疾病状态的自然主义解释，而且生病的意义与患者独一无二的个人经历密切相关。在这部分，我将证明临床叙述（由患者讲述生病的故事）为进入病患的活生生体验，特别是进入某个特定患者所具有的病患意义提供了启发。

临床叙述有别于病史。病史是基于现实的生物医学的观点，是对疾病状况的自然主义的阐释。拉里（Larry）和萨德拉·丘吉尔（Sandra Churchill，1989，P. 1127）曾指出，病史涉及"症状的开始、疾病的病原学、病理生理学、疾病过程、治疗的可能性和选择"等事实。它也包括这些项目，如预防接种、过去受伤和住院的情况，已知的过敏症及慢性疾病等。临床叙述是从患者的角度讲述的病患故事。它不仅包含生病的事实（正是这个事实把患者带到医生处），此外，还包含患者对这些事实的理解、说明和解释（Cassell，1985a，P. 22）。尤其是，临床叙述体现了一种描述方式，借助这个方式，躯体的紊乱在患者的生活中得到表现。叙述（或讲述）只要适合于临床或医学分析，它就是"临床的"，而只要它是在病患范围内，有关他或她怎样感觉以及体验了什么的故事，那么它就是一种叙述（萨克斯，1986，P. 14）。在这一意义上，卡塞尔（1985a，P. 15）指出，病患的故事不同于其他的故事，它们几乎总是包括有两个特征——即人和人的身体——都发生在他们身上。

在分析医患之间的医学对话时，艾略特·米什勒（Elliott Mishler，1984，P. 14）指出，有两种意义的框架界定了这种对话："医学的声音"（代表了医学的技术—科学的假设）和"生活世界的声音"（代表了日常生活的自然态度）。病史反映了"医学的声音"，临床叙述代表了"生活世界的声音"。米什勒报告说，在标准的交流中，"医学的声音"是居支配地位的。医生控制着交流的形式与内容，通过他或她提出的问题，确定什么值得考虑。当"生活世界的声音"周期性地进入会谈时，医生会迅速地再次引入"医学的声音"，将关注点集中在"客观的"症状上，以便与疾病的生物医学模式相一致。的确，米什勒（1984，PP. 70～90）评论道，医生倾向于将"生活世界的声音"当作非医学的问题加以处置，并因此在典型的会谈中迅速地压制这种声音。[145]医生倾听患者的叙述并且从中选取或抽象一个（综合征的或病原学的）"病症"——基于他或她的其他"病例"和身体的生理学与病理学过程的知识（萨克斯，1986，P. 14）。

然而，指出"生活世界的声音"与患者活生生的病患体验直接相关是十分重要的。结果，临床叙述——与病史相对——揭示出生病对于患者意味着什么。正如卡塞尔所指出的那样，患者在"报道疾病于体内进展"时并不是客观的观察者，他们不是讲述身上所发生的事件——而是对于这种发生的事件赋予意义、解释和因果说明，而这些意义、解释和因果说明正是特定生活世界的直接反映。所以，在临床叙述中，患者强调的是生病的个人意义以及它对生活的影响。[146]

如果一个人想理解患者的病情，那么，关注患者的故事是至关重要的。意义的赋予和解释是病患的一个部分，正如同生理特征是病患的一部分一样，正如没有咳嗽的病况是不同于有这一症状的病况一样，患者怀疑或担心得了某种疾病，例如，与肾有关的疾病，与没有这种担心的病况是有所区别的（Cassell，1985a，P. 126）。只有患者的叙述才能揭示这种意义。[147]

为了充分地评价患者的观点和确认患者究竟想要什么样的护理，医生必须搞清楚患者的解释模式（与生物医学的解释模式相对立）（柯林曼，1988，P. 239）。[148] 这意味着要明确地关注患者的叙述，并且要求患者详细地说明这些事情，如症状在某特定时间出现的原因，他或她对于引起这种症状的原因的理解以及病情的预期进展和已被察觉到的严重性。此外，为了理解病患对于患者的意义，柯林曼建议医生应该问道："这种病（或治疗）主要是通过什么方式来影响你的生活的？""关于这种病患（或治疗）你最担心的是什么？"还应该指出，关于后一个问题的看法通常由患者在叙述病患中透露出来。尤其是在提供病患体验的叙述说明中，患者应集中关注病患所反映出的生活世界的破坏并且尝试表达这种破坏所带来的影响。

在描述有关由躯体紊乱所带来的生活世界情况时，临床叙述加深了医生对于活生生病患体验的理解，这种叙述揭示了，比如说多发性硬化症、心脏病、关节炎等病症所带来的折磨类似于怎样的情形。临床叙述在客观的病理学层面不起作用。它们主要不是涉及诸如升高的血细胞计数，可证实的损伤或不正常的心电图等指标。它们详述的是患者活生生的躯体遭受破坏的体验——由生病所反映的身体、自我和与世界关系失调的体验。

正如萨克斯（Sacks，1984，P. 20）在谈及移情理解所指出的那样，例如很难"想象"帕金森病这类疾病的生活体验，因为这类体验如此远离正常的日常功能。然而，患者对于帕金森病的可能情形的描述能够深深地拓展我们对此的理解。萨克斯在他的《觉醒》这本书中报告，他是如何要求患有帕金森病的患者解释对于他们来说生活类似于什么。在他们的故事中，他们谈到了空间和时间感的深刻破坏——没有一本教科书在关于疾病状态的定义中会有这些描述。

例如，"R小姐"描述了她的如下体验：

> "露茜，你在想什么？"
> "没什么，真的没什么。"
> "但是你怎么才能什么都不想呢？"
> "这太容易了，一旦你知道以后。"

"你怎么才能什么都不想?"

"一种方法就是反复地想同样的事情,像 $2=2=2=2$,或者我是什么,我是什么,我是……同样还可以思考我的姿势。我的姿势不断地吸引我的注意。无论我做什么或想什么,它都会越来越深地吸引我的注意……然后是地图。我思考一幅地图;然后又是地图的地图;接着又是地图的地图的地图,虽然地图一幅比一幅小,但每幅地图都是完美的。世界套着世界套着世界套着世界。一旦开始我就无法停止下来。那就好像是陷入了镜子之间、回声之间或是类似的什么事情之间一样。或者就好像骑在一匹永不停止的旋转木马上一样"(萨克斯,1983,P. 69)。

霍华德·布朗蒂(Howard Brody,1987,P. 96)对这些描述如此评论:"患者反应的丰富性表明我们可能错失许多其他疾病中所蕴含的东西,因为尚没有听众一起去听其他患者的故事。"

这就强调了要求患者详细回忆他或她的故事或是提出诸如"对你来说,那像什么?"之类问题的重要性。或许是令人惊奇的,这类问题常常不是由医生提出来的。如墨菲所说:

没有人问过我截瘫究竟意味着什么——现在已是四肢瘫痪——因为这将违背中产阶级礼节的所有规范……有教养的举止也许使我们免受这类打扰,但令人奇怪的是,医生也极少提这样的问题。他们喜欢通过现代技术获得的"硬事实"或喜欢传统地扎上一针后问你是否有感觉。据说这些试验为神经损伤提供了很好的"客观"依据,但是……当他们把体验还原为黑白分明的事实之后就忽略了总是相伴残疾而来的思想和情感这一大片领域的存在(墨菲,1987,P. 87)。

墨菲说,因为医生有一种主要关注生物学健康的强烈爱好,所以他们的建议经常"以躯体健康的名义来宣判患者在社会和心理方面的无能,而无论那意味着什么"。于是,一些医生认为,一个残疾者有可能做得更好,"假若他没有皮肤损伤,没有明显的沮丧,并且肠道、膀胱都没有问题的话"（墨菲，1987，P. 185）。

与此相似，我已注意到，没有医生曾问过我患有多发性硬化症的情况对生活意味着什么，或是 17 年来不断增加的残障体验对我意味着什么。或许最令人惊奇的是，却没有一位神经学家问过我是否有过恐惧，甚至是否想过将来。然而，对未来的担忧必然是慢性疾病患者体验的一个不可缺少的部分。的确，这种担忧可能是它最糟糕的特征之一。

如果一个人想理解活生生的病患体验，领会这种失调对患者意味着什么（于是就会直接面对患者的失调和痛苦），那么，他显然必须超越客观的、可量化的、临床的数据，去探究患者的病患故事。[149]

显然，临床叙述并不限于患者向医生面对面讲述个人故事。关于活生生病患体验的洞察也可能从已出版的叙述文中获得。这就是说，一个人可以通过有关病患体验的文字描述，获得关于生活中对病患的更重要理解。萨克斯（1983）曾在他的报告中描述了帕金森病的发作情形，读过这些报告的人都将获得关于帕金森病的某些重要见解。墨菲（1987）以第一手的资料描述了他有关脊髓肿瘤并由此而产生的瘫痪体验，从而向读者提供了有关这样一种失调所反映的自我和世界的破坏等方面的信息。

巴伦（Baron，1985，PP. 606 ～ 611）认为，从某种意义上说，可以将有关病情的文学描述当作"医生的医学实践中绝对的医学论文"来阅读。这样一种描述显然与生物医学对于疾病的描述相反。[150]例如，请看下述一位皮肤病患者的叙述：

> 10 月 31 日。很长时间来，我一直是一个陶艺工人、一个单身汉和一个麻风病患者。我并不完全认同麻风这个说法，但《圣经》里就叫它麻风（见 Leviticus 13，Exodus 4：6，Luke 5：12 ～ 13）很可能就是这个东西，它有一个长长的、写起来令人感到痛苦的希腊名字。这种疾病的表现如下：皮肤出现斑点，扁平的斑，严重的皮肤剥落，这些都是在新陈代谢过程中通过细微但持久的紊乱由真皮制造出来，并扩展和缓慢地迁移至全身，就像墓碑上的苔藓一样。我浑身都是银屑。无论我在哪里休息，剥落的皮屑都会形成一些

坑洼。每天早晨我要用吸尘器清理床铺。我所受的折磨是深入皮肤的：不存在疼痛，甚至没有瘙痒感。我们麻风病患者都能存活很长时间，并且在其他方面具有令人不可思议的健康。尽管我们讨厌去爱，却精力充沛，虽然我们不愿看我们自己，却有敏锐的视力。这种疾病的名字，从心灵上讲，就是羞辱。

11月1日。当我脱掉衣服时，那医生吹起了口哨。"啊，多典型的病例。"……我注意到，在他办公室的地板上洒满了皮屑，说明还有其他的麻风病患者。至少我并不孤独……当我拉下我的衣服时，又有一场银色的皮屑落下地面。他很专业地称其为"鳞屑"。而我从灵魂深处叫它为污秽（Updike，1976，P. 28）。

巴伦（1985，P. 60）认为，任何读过这些描述的皮肤病专家都会大大地加深他或她对皮肤病现象的理解。这些活生生的体验（"折磨""讨厌""羞辱"）是无法从有关疾病状态（如"牛皮癣""麻风病""新陈代谢机制中某些微小的却是持久的紊乱"）等自然主义描述中所获得的。此外，巴伦说，存在这样的一个层面，无论疾病是牛皮癣还是麻风病都无关紧要，只有站在这一层面上，一个人才能够严肃地谈论"羞辱"问题，即使当他正在决定是用氨苯砜（抗麻风病药）还是用紫外线 A 来照射牛皮癣时。

为了提供对病患的生活世界的描述，临床叙述扩展了（而不是补充了）疾病状态的纯自然主义描述。例如，亚历山大·卢里亚（Aleksandr Luria）的著作《一个记忆研究者的思维》（1987）和《落魄的人》（1972），不仅提供了有关神经解剖学和中枢功能的信息，也对此种活生生的体验提供了深刻洞察，这就是由记忆衰退和严重的神经损伤所产生的失调。在从纯粹的医学描述转向神经失调的生活世界描述的过程中，萨克斯（1983；1985c）集中研究了神经性疾病对特定患者所具有的意义——然后他又对这种失调必然带来的身体、自我和世界的紊乱给出了说明。在他对自己的腿受伤所做的描述中，萨克斯（1984）不仅详述了他受伤这一特定的神经学"事实"，而且还列举了受伤后身体形象遭受破坏的体验，这正是他病情的一部分——这种体验能被许多有过这类损伤的患者所共享。尤其是，萨克斯的描述揭示了这种身体形象的破坏所造成的不幸后果。

除此以外，传记文学描述能够为进入某些病患体验提供一扇窗口，在那里，要通过与患者的口头交流从而获得第一手描述是极为困难的。例如，克里斯托弗·诺兰（Christopher Nolan，1987）的《在眼皮底下的时钟》一书就对中风所带来的严重不便情形做了极好的描述。正如约翰·凯利（John Carey）对诺兰的故事所做的评论说：

> 这是一个从静寂中发出的声音，正如诺兰所意识到的，这一寂静已持续了数个世纪。他对那些数代沉默不语、无助的瘫痪者——他们已经"饱受折磨，并被作为无用的废物来看待"——怀有深深的同情，他要发出一种声音来告诉我们，那是一种怎样的感觉。现在那个声音——或者说借助于打字员，这个声音终于被找到了——已经并为我们所知。在这本书的每一页，诺兰都在向我们讲述。读完之后，在那些遭受了如此痛苦的人的面前，我们不可能再来想我们所拥有的（Nolan，1987，P. xii）。

在病患的直接体验和对这种体验的自然主义描述之间的深刻差异，已在那些自己曾是患者的医生所提供的临床叙述中得到了极好的说明。在描述自己的病情中，大多数医生很快超越传统医学的疾病描写而转到病患体验的现象学描述上。为此，他们表达了活生生的病患所特有的紊乱和失调。在描述他们的体验时，他们不谈客观的指标和临床数据，而是谈确定性的丧失（不再有必不可少或不可破坏的感觉了）。他们详述了自己的担忧和恐惧。他们谈到由于计划、目标和抱负的无法实现所造成的损失。他们还详述了自己与其他人的隔离感（特别是他们与其他的医生，包括正在给他们治疗的那些人的隔离感）。他们谈到了失去自主性，变成患者后受到的无礼待遇。尤其是，他们都集中关注由疾病所带来的生活上的破坏——这种破坏有一种持续的影响并且即使疾病被治愈，它也不会必然地终止（Rabin，1985a；Mandell & Spiro，1987；Lear，1980；Rosenbaum，1988；Mullen，1975；Sacks，1984）。这些叙述强调生病绝不是作为一种孤立的存在被患者面对，而总是根据个人的希望和抱负在特定的生活背景中有所体验。

临床叙述（由患者讲述的生病故事）必须将病患置于患者生活叙述的更大背景之中。在许多方面这是重要的。前面我就提到，在痛苦和临床不幸之间是有区别的。特别是，痛苦发生在理性层面并被人所体验，而不仅仅是被躯体所体验。因此，痛苦直接与患者对于感性层次上的感觉体验所赋予的意义和重要性有关。我还进一步指出，既然痛苦是与患者对病患的理解密切相关，那么，痛苦的减轻就需要明确关注这种理解。临床叙述提供了有关患者的个人经历状况，尤其是有关意义的重要信息，这些既是个人的，又是文化的，它们正是个人经历状况的一种表现。正如我们已经看到的那样，这种意义决定了患者解释疾病的方式，此外，在很大程度上，这种意义还决定了"疾病"是否包含着痛苦。

我们应当记得，生活体验展示了某种时间结构（temporal structure）（即时间是由为现在提供基准、具有过去与未来的事件发生场所构成）。因此，认识到病患就其直接性而言不只是一个孤立的生理事件，而是根植于患者特定的生活叙述之中的一段插曲，就是非常重要的。这就是说，目前的病患"事实"所代表的不是在一个给定的时间系列之中的孤立瞬间，它代表的是必须在过去和将来的参考系中被考虑的当下时刻（present-now）。尤其是，现在的意义总是由过去的意义和将来的期望构成的。因此，对一个特定患者而言，病患的意义将依赖于"他或她的意义的集合体"——这个集合体必然是一个特定生活处境的表现。为了将病患置于一种特定的生活叙述的背景中，临床叙述将注意力转向活生生体验的时间结构方面，尤其是意义的构成，它正是这种时间结构的一个表现。这样做，它至少对"这种病患对你意味着什么？"这个问题提供了初步的回答。

概要

总之，临床叙述对于洞察活生生的生病体验提供了宝贵的启发。为了反映"生活世界的声音"，而不是"医学的声音"，生病的故事与躯体、自我和世界的破坏（活生生躯体的失调）相联系，这种破坏正是被生病的直接体验所反映的。此外，这种叙述明确地置病患于特定的生活背景之中，在这样做时，它揭示了特定的生活处境固有的意义——这种意义与患者的病患体验直接相关。

4.4　治疗关系

针对个体之间建立一个"进行交流的共同环境"（一个共同世界）的方式的分析中，舒尔茨（Schutz，1962f，P.318）指出，"面对面"的关系在社会结构中是处于支配地位的关系。在这样一种关系中，参与者共享时间和空间，相互理解。参与者是在这个意义上共享空间的，即在这种关系中，"他人的身体是在我实际伸手触及的范围内，反之亦然"。并且，他们也在此意义上共享时间，即当他们在一起的时候，构成了舒尔茨所称的"生动逼真的现在"。生动逼真的现在所具有的特征是在几个时间维度之中，彼此的生活体验可以同时存在——即在这一关系中的每一个参与者不仅按照一个共享的外部时间体验不断变化的事件，而且在交流过程中，在参与者按内在时间发生的意识流之间存在着一种同步性（在共同指向并且体验世界上一个客体或事件的意义上）。[151]

舒尔茨指出（1962f，P.317），只有在"面对面"的关系中，我们才得以用个人的独特性去相互体验。当"面对面"的关系持续下去时，"我们就彼此卷入另一个人的处境中：我们正在一起变老"。在这种类型的关系中，他人就会被视为一个"共同主体"，对于一个"共同世界"，他或她有着自己的体验。[152]正是在这种"面对面"关系的背景中，由于参与者试图建构一个共享的意义世界，一个共同交流的环境也许得以建立。

医患关系是"面对面"关系中较为独特的一种，其中彼此介入到对方的处境（共享世界）是建立在患者的病情体验基础之上的。患者来看医生是因为身体有某些已被察觉到的不适（某些不寻常的感觉体验或功能紊乱或其身体中出现了某种可被认为是病患或疾病的改变）。并且这些可察觉到的不适正是相遇的重点。

患者与医生的关系有一种特殊的目的——患者的治愈，这一关系始终贯穿于这一可见的目的之中。患者来看医生，是为了摆脱躯体的

紊乱，寻求某些缓解或减轻痛苦或不幸的手段。[153] 帕里格雷诺
（Pellegrino, 1979a, P. 171）说，患者来看医生，是带有一种特殊的
目的："得以治愈，得以恢复和保持完整，即解除在他或她体内或感
情生活中的一些令人讨厌的因素，患者把这些因素界定为不舒适——
即对于其所习以为常地认为的舒适生活的一种歪曲。"那么，患者就
是一个正在遭受痛苦的人，他来看医生是为了寻求帮助，以重新达到
以前的健康状态，或者至少是一个更佳的状态。

进而，患者来看医生也是为了寻求一种交流他或她不适情况的方
式，并由此理解这种特定的病患体验。患者寻求的不只是身体症状的
科学解释，而且也是寻求某种方法，以便理解躯体的紊乱体验所带来
的对个人的影响。在与医生的交流中，患者寻求在一种特定的个人境
况中表达生病的意义。

指出这一点是重要的，即病患被设想的方式对于"治愈"概念会
产生深远的影响，进而对于确定医患关系目的方式也会产生深远的影
响。如果病患完全按照"客观的"病理生理学（即按照"疾病状
态"，它表现为已证实的病理解剖学和病理生理学的发现）来关注
（和由此界定）的话，那么，医学治疗的目的就被理解为主要是诊断
和治愈。其主要焦点集中在疾病状态，同时还伴有对于患者的病患体
验的轻视。然而，如果病患主要是根据活生生躯体紊乱的体验（同时
伴有躯体、自我和世界关系的失调）来理解的话，那么关注的焦点就
将集中在患者的不适（disease）［而不单单是患者的"疾病"
（disease）］上，并且目标就是恢复患者作为一个人的完整性。

这种强调性质的变换（从面对一个抽象的疾病实体转变到面对患
者的生存需要）有着深刻的意义，尤其是，对于那些患有慢性疾病或
是不治之症的人来说——健康的完全恢复是不可企及的目的时——更
是如此。如果医学治疗的目的仅仅是按照"疾病"的诊断和治愈加以
界定的话，那么，那些慢性疾病患者的痛苦似乎就不可能消除了。
"治愈"强调表明，对于那些患有不治之症的患者来说，医生几乎就
不负担责任。

正如巴伦（Baron, 1981, P. 5）所指出的那样，下面这段陈述是
在《哈里森内科原理》中被强调的部分，这本教科书被称为"可能是
医学教科书中仅有的最受尊敬的一本"。

相比于在一种不可治愈的情况下所做的护理，潜伏的严重疾病的发现和治愈对于患者来说，是一种更为重要的服务（Thorn，1977）。

当然，（在乐观的条件下）恢复患者的自主权和使他们恢复到原来健康状况的重要方式正是治愈损害他们自主权的疾病（虽然疾病的治愈并不总是能减轻痛苦）（Cassell，1977，P. 18）。然而，从医生那里寻求帮助的患者大多是遭受不治之症的痛苦的人（Cassell，1966，P. 149；Kleinman，1988，P. 47；Leder，1984，P. 35）。

对于那些患者来说，达到治愈，期待从疾病中解脱出来，都是不切实际的。对于慢性疾病来说，根据定义，对疾病的控制，是有限的。相反，重点应放在减轻由体内不断发生的紊乱所产生的身体、自我和周围世界的失调上。的确，柯林曼（Kleinman，1988，P. 229）证实，在慢性疾病情况下，对于治愈的要求是一种"危险的神话，它对于患者和医生都无好处"。他说，这样一种神话分散了人们对于逐步减轻痛苦的行为的注意，因为这些行为没有治愈疾病。

由于强调疾病的治愈，治疗的重点可能集中在医学的干预而不是直接面对患者的生存困境上。例如，很少有人注意去设计一些策略以使得这些紊乱程度，如空间和时间感的破坏程度，降到最低；或者去战胜恐惧和忧愁所带来的消极影响。[154] 反过来，这种对于医学干预和治愈的强调又会激起慢性疾病患者不切实际的期望。在这里存在着一个巨大的压力要"去做"一些事情（"做"即等同于药物治疗或其他的医学措施）。这种既存在于患者也存在于医生的压力，极可能导致一些不恰当的治疗。此外，这种治疗不可避免的失败（即在不能完全恢复健康的意义上）又会进一步导致失望、挫折和无助感。

正如恩格尔哈德（1982，P. 41）曾指出的那样，理解疾病状态的方式对于患者怎样被治疗和怎样被考虑有着重要的意义。本质上把疾病看作是一种病理解剖学和病理生理学的改变，就会轻视患者的抱怨，认为这种抱怨与这些改变无关。他注意到，在真正的抱怨（这种抱怨是可以用病理解剖学和病理生理学加以解释的）和不切实际的抱怨（这种抱怨是不服从这种解释的）之间可以做出相当自然的区分。

如果疾病完全按照"客观的"病理生理学来界定的话，那么，医学的目标就被认为主要是理解和治疗病理解剖学的损伤和病理生理学的失调。结果，对于那些发生抱怨但又不在这个范畴之中的患者，医生就很少对其提供帮助。相反，正如恩格尔哈德（1982，P. 53）指出的那样，这类患者将被认为"试图滥用医学，并分散了医学对重要和严肃使命的关注"。

然而，指出下面这一点是很重要的，根据传统分类法，许多患病的人是无法被确诊为相应的疾病的（Engelhardt，1982，P. 52；McWhinney，1983，P. 5）。的确，伊万·麦克温尼（Ian McWhinney，1983，P. 5）论证道，这类病情表明至少有一半的人口处在病态（morbidity）中，它们也许会导致更多的慢性病和能力丧失。作为一个例子，他引用了一项关于腹痛（其中只有21%的患者在3个月以后得到了明确的诊断）、头痛（其中272名患者中只有34.5%在一年后得到明确的诊断，其余的抱怨者分别被归类为"周期性偏头痛"或"肌肉收缩性头痛"这类不甚明确的诊断，并被注明"实际上不可能在这两种情况之间做出明确的区分"）和胸痛（其中只有51%的患者得到了明确的诊断）的研究（Watson，et al，1981；Bass，et al，1983；Blacklock，1977）。

如果"治愈"被视为目标，那么疾病就是敌人，而患者的躯体就是战场。重点就是赢得战争，而无论其代价如何。将"疾病"作为一个抽象的实体来面对，它在某种意义上又与患者的躯体相分离。

强调把疾病作为一个实体来对抗的做法就反映在医学教授马丁·D. 耐茨基（Martin D. Netsky）的描述中。他描述了垂危的母亲在一间大型教学医院接受治疗的情况，这间医院以优越的护理而著称。

> 所发生的事就像是一场噩梦，其中充斥着非人性化的制度，这一切都基于科学的管理和分工措施……每一小时、每一班、每一天都有不同的护士在我母亲的房间里进进出出，如要求给予额外的帮助可使用双向话筒……与其说他们所受的训练是为了帮助一个患者，还不如说是为了成为某个集体合作项目的一部分。……血、尿的检验室检查每天在不断地进行着，给流质，插入氧气管，采用抗生素。患者偶尔被围

成一圈的大群医生所探视，他们可能是在学习实践医学的技艺……带"进展标记"的图表被定期地放大。这些仓促写下的潦草字迹总是与实验数据有关，却从不理会患者及其家庭的感受……一份报告指出在大便中发现有隐血。一位医生在图表上立即做出反应，根据这一发现，要安排做结肠镜检查和钡餐透视。我对这位医生说，他那条件反射般的措施对于一个已缺乏意识的、想要体面地死去的80岁老妪来说是毫无意义的（Netsky，1976，PP. 57～61）。

其他的人也有类似的观点，如果主要的重点是疾病状态，那么，医学的目标就应是保护躯体和生物学的生命。结果，在一个技术高度有效的时代中，生命的全部价值不仅变成了一句口号，而且成为一种现实（可能凌驾于人类其他价值之上的一种强制性事实）（Cassell，1977，P. 18）。[156]

如果治愈是压倒一切的目标，不能治愈便等同于失败。所以，那些"疾病"不能被治愈的患者常常不愿意看到令人不舒服的失败的兆头。那些命在旦夕的患者写下了病中与医护人员的隔离感受（Stoddard，1978；Rabin，1985b；Lear，1980；Craig，1991）。正如一位晚期癌症患者所说，在医院内，"似乎没有一个人愿意来关注我"，因为去关注她，"可能就意味着得到治疗，而这仅仅是在治愈可能成功的情况下，而她是不可能被治愈的"（Stoddard，1978，P. 21）。赞纳（Zaner，1985，P. 240）说，生物医学科学和医学的焦点集中在治愈疾病和损伤，这就表明，那些不能被"治愈"的患者不仅"处于医学那明显可见的力量之外，而且还以他的继续生存构成了对医学的挑战。'不可治愈'就是'无法帮助'，这是太容易成为被遗弃的理由了"。[157]

如果把"疾病"的治愈当成医学治疗中压倒一切的目标，那么不治之症就对医生的能力提出了一个棘手的挑战。

然而，如果把减轻不适和痛苦当作治疗目的的话，那么，就有许多医生能够做到这一目标。的确，当患者在与由病患所带来的种种不便做斗争时，医生可能是其最有力的盟友之一。[158]

对于医生的"治疗功能"以及与此相对的"治愈功能"，卡塞尔

（1966，P.149）做出了区分。当然，"治愈功能"局限于疾病状态的治疗。然而，"治疗功能"是直接面对和解决患者的生存困境的——减轻（在尽可能的程度上）由生病所带来的可被察觉的躯体紊乱状况。卡塞尔曾指出，事实上，在癌症、慢性疾病和老龄化问题上，医生的治疗功能才是主要的。正如上所述，患不可治愈疾病的患者在数量上远远超过那些可治愈的患者。

在慢性疾病和不治之症的情况下，医生的治疗功能是决定性的。治疗功能并不简单地等同于给予安慰、认可和耐心（Cassell，1966，P.149）。用一种切实可行的方式，通过治疗关系，医生能够恢复患者作为一个人的完整性。为了做到这一点，医生必须面对那些病患体验中的基本因素，如失去控制、孤独无助和自主行动能力的丧失。鉴于整体性的恢复也许是根据躯体完整性的恢复或消除"疾病"来界定的，医生就能够帮助患者重新获得控制权（即使是有限的控制），克服无助感并重新获得行动的自由。尽管行动的自由可能由于躯体的损伤而严重受限，不过医生能够并应当帮助患者尽最大的可能继续生活下去——尽管有疾病，仍要"活得好些"。

医生的治疗功能甚至可扩展到濒临死亡的患者身上。如果仅仅按照治愈"疾病"来看待他们的角色，那么，在与死亡的斗争中医生只有很少的帮助。而一旦认识到一个人的作用是帮助患者达到其能力的极限，那么，他就总是能够提供某些帮助的，卡塞尔如是说（1966，P.200）。医生的照料就是要使"患者摆脱无助感、恐惧和孤独，以及比死亡还糟的痛苦折磨"。[159]

"治好一个人并不总意味着治愈了一种疾病。"西塞利·桑德斯（Cicely Saunders）这样说。他是伦敦的圣·克里斯托夫（St. Christopher）收容所的创建者。

> 有时候，治疗意味着学会照料他人，发现作为一个家庭的完整性——使之变得和谐，或者它可能意味着减轻死亡的痛楚或者使人以自然的方式死去。延长生命和延长生命的闭幕过程使患者生活于不自然的状态之中，这两者之间是有区别的（Stoddard，1978，P.175）。

如此定义的并不局限于医学的治疗有可能遭到反对。然而，帕里格雷诺（Pellegrino，1983，PP. 162～163）认为，虽然心理学家、牧师、朋友和家庭成员都能够提供治疗，但他们如此做就"超越了人类需要的有限范围"。从医生那里寻求治疗的人如此做，是因为他们认为自己患了病，而那些向医学以外寻求治疗的人则不认为他们自己患了病：

> 疾病意味着种种具体的症状，那是在活生生躯体之中一个有意识的自我所明确感受到的现象。当一个人在躯体、心理和自我之间已习以为常的关系中体验到某些紊乱时，他就认为他病了。
>
> 正是这种具体症状产生了对医生的需求。只有医生才能揭示主观的生病体验与躯体功能之间的联系。无可否认，其他人也有一定的作用，但医生对于治疗的手段——恢复完整性，或者如果这是不可能的话，就在躯体所强加的影响和自我想要得到的东西之间建立起新的平衡——都是最为熟悉的。

此外，不像家庭或朋友，医生不会以私人身份卷入到患者已经失调的生活中去。所以，医生能够作为患者的知己、顾问和仲裁者采取行动，使患者能够明白他或她的处境并做出正确的决策和判断。

医患之间的这种特殊关系、治疗关系，在本质上将临床医学与医学科学区别开来。在这种治疗关系中，关注的焦点集中于患者的体验而不仅仅只看到疾病过程本身。正如斯蒂芬·托尔敏（Stephen Toulmin，1976，PP. 46～47）所说，在传统治疗者的角色中，医生关心的是"特殊的而不是一般的，个体的而不是集体的，甚至（尽量能够做到的）是移情的而不是直觉的。他都将注意力完全放在个体患者的特定问题上，而不是把患者仅当作某种炎症的表现。[160]正是由于把注意力明确地放在个别患者的特定问题上，才使得医生扮演了作为一个治疗者的角色。治疗包括减轻痛苦，减轻不适，以及治愈'疾病'"。[161]

既然治疗包括解除痛苦和改善由病患造成的身体紊乱，那么，治疗显然需要对活生生的病患有所了解。现象学分析业已揭示，痛苦总是个人的，与特定患者的生活处境，以及患者赋予病患体验的意义和重要性有明确的联系。因此，只有当明确注意到在一个特定生活世界的背景中，一个特定患者对于病患所赋予的意义后，痛苦才有可能被解除。

此外，有关躯体的现象学分析还表明，痛苦不仅与生物学躯体的完整性丧失有关，而且与身体、自我和外部世界的整个交互作用关系网的完整性丧失有关；这就是说，与患者独特地生存于其躯体之中的方式遭到破坏以及具体特征的紊乱有关，这种紊乱改变了与外界环境的所有关系和相互作用。如果要解除痛苦，就必须直接面对这种具体特征的紊乱。在慢性疾病或不治之症中，这是特别重要的，因为在这种情况下是不可能恢复生物学躯体的完整性。强调的只能是面对和改善这些问题，如活生生的空间感和时间感的破坏，由此使慢性疾病患者以乐观的态度面对依然存在的失调。

已经表明，具体特征的破坏不仅包括躯体完整性的丧失，而且可能导致自我的破坏（人之完整性的丧失）。卡塞尔（1991）曾提出，在治疗关系中的一个重要目标应该是保持人的完整性。的确，他提出"痛苦是当人的完整性受到威胁或破坏时所产生的不幸状态；直到威胁消失或人的完整性恢复，这种不幸才会消失"。卡塞尔（1990）指出，在慢性病中，痛苦的产生也许是由于人的完整性受到这些内部冲突的威胁（例如，渴求实现社会对他的期望值，自尊的丧失，其他人对他的残疾所表现出的负面态度等）。了解患者及其价值观能使医生更好地帮助他们面对这种对自我的威胁。即使是在晚期患者中，其自我完整性也能够得到保护。这就是说，在面临死亡时，医生和患者能够共同做出决策以保护患者的自主权（Cassell，1977，P. 19）。

概要

总而言之，医患关系是一种独特的"面对面"关系，它建立在对于患者病患的体验基础上，并且这种关系具有一种牢记在心的特殊终点性（即患者被治愈时）。治疗的行动也许包括，但不限于疾病的治愈。然而，治疗显然是以治疗者对患者的生存困境的某种理解为先决条件。这样一种理解仅仅只有当医生（或治疗者）清晰地关注由特定患者所体验的病患时才能获得。集中关注患者活生生的体验，需要医生暂时抛开把生病看作是一种疾病状态的自然主义解释，以便更好地关注由生病所带来的生活世界的破坏。

在此意义上，指出下面这一点是非常重要的，即作为治疗者，医生的作用不仅是作为科学家，也是作为医患关系中的合作者。对患者活生生体验的充分理解是非常重要的，使医生不仅了解作为人的患者（即在其角色中作为合作者），而且以科学家的身份治疗患者（即为了运用科学知识为患者制订有效的治疗方案，医生必须对活生生体验有一种充分的理解）。

注　释

　　［1］应该指出，在爱德蒙·胡塞尔的著作中，心理现象学和超验现象学之间存在着重要区别。两者都包含着现象学的还原，但它们的还原是在不同层面进行的。第一个层面（即心理现象学）包含"外部世界"中"信念的悬搁"，以便弄清楚意识的范围——"理智的"（"抽象的"）（使得事物具有意义的意向活动）和"经验的"（有意义的事物）。超验的层面涉及一个更进一步的还原，它不仅包括"外部世界"，而且还有个体意识，以揭示意识的最终结构。我将在本书中贯穿心理现象学分析而不是超验的现象学分析。此外，我不打算将我的分析囿于任何一个现象学家的著作。相反，我会向读者展示一些现象学家提供的关于医患双方不同侧面的杰出见解。在书中各种各样的观点上，我将识别这些学者之间的重要区别，因为这涉及讨论中的问题。

　　［2］如上所述，我将自己的分析界定在心理现象学层面，而不是超验的现象学层面。这样，无论我在书中任何地方提到"现象学的"描述或"现象学的"观点，它所指涉的都是心理现象学。

　　［3］见爱德蒙·胡塞尔（1929，PP.699～702）在《大英百科全书》中关于现象学的词条中对意向性（intentionality）的简要论述。胡塞尔写道：在感性意识里，我们被"导向"客体，我们"意指"它们；而反思将它揭示为所有体验中的一种内在过程，尽管在形式上多种多样。意识到某种事物不是空洞的，就是使得某些事物进入意识之中。每种现象都有其自身的意识结构，分析表明，这是一个个体意

识和有意识地相关联的各部分不断拓展的系统……现象心理学的理解任务是对意识体验的类型和形式做出系统检验。

[4]　梅洛－庞蒂（1964）坚持认为，为了描述意义，设定想象力（ideality）的范围是必要的。另外，我们必须从对外部世界的不断介入中一步步退回来，以便清晰地描述这原则。

例如，害怕的体验有其"自身的逻辑"，这种逻辑可以撇开某一个体的恐惧的特例而为人所理解。就我所能把握的，无论何时当我思考一个意识对象时，一个概念的结构就会对我施加影响；于是，我就会超越这个偶然事实而达到对其不变性质的洞察（梅洛－庞蒂，1964，P.55）。

[5]　正如胡塞尔（1962，P.100）所指出的那样，现象学还原使人避免使用"任何涉及时—空存在的判断"。

于是，所有涉及这个自然世界的科学，尽管它们从未坚持我的立场，尽管它们带给我惊奇的赞叹，尽管我远离任何哪怕稍微反对它们的念头，但我和它们全无联系，我绝不使用它们的标准，我也不借用哪怕一个进入它们系统的命题，即使它们作为证据的价值是完美的，我也不去碰它们，它们中的任何一个都未被用作我的理论基础——就是说，只要它用这个方式——科学自身所认同的——被理解为是有关这个世界的实在的一个真理。我可能只有在把它置于括号内时才能接受它。这意味着：只有在作过修改的判新意识中，它是以分离状态而出现，而不是在科学内部作为命题而出现，该命题声称是有效的，我承认并且利用这种有效性（胡塞尔，1962，P.100）。

应该指出的是，现象学对根本性反思的承诺将现象学与其他诉于"体验"（例如，那些开始于"感觉数据"等结构的体系）的哲学观点相区别。详细讨论参见柯哈克（Kohak，1978，PP.152～161）。

[6] 梅洛－庞蒂提出，因为我们"从头到尾都是由我们与外部世界的关系所组成"，对我们而言，清醒地意识到这一点的唯一途径是使这些关系"暂停"并使之得以明确。他说，这种还原揭示了外部世界的"规则"并用以观照我们在这个世界上无可逃遁的介入（我们在世界上的存在，或称我们对于这世界的存在）。应该指出的是，在这方面，梅洛－庞蒂的观点与胡塞尔（1962）有所不同，后者提出"将世界置于括号内"最终将"世界"揭示为超验的主观性意识的相互联系。如上所述，关于还原的使用，胡塞尔指出，存在着不同层面的还原——超验层面的终极存在（纯粹意识的王国），而且为了提出认识论的哲学问题，他发现将每一事物带回超验层面是必要的。然而，我仍想与梅洛－庞蒂及舒尔茨商榷，鉴于超验的现象学还原是必要的，以便使决定意义的意识结构得以明确，于是给特定事物以严密精确的心理现象学描述而不必将每一事物带回超验层面是完全有可能的。

[7] 梅洛－庞蒂指出，我们可以在自己的体验中区分我们正经历某事物的事实与在这一事件中我们正经历的是什么。柯哈克（1978，PP. 13～22）也提出了同样的看法，他认为，胡塞尔提供了这一见解，即我们总是把特定的客体体验为一个我们能够单独掌握的具体化"原则"。也就是说，从一个真实的和极为异常清晰的观点出发，从全神贯注于特定事物以及"原则上"把握特定事物的立场出发，把我们的注意集中于这个原则，即一个特定的体现，我们不仅能反思也能理解我们的体验，活生生的体验是可以理解的。因为它们展示了一种典型的存在方式（用柯哈克的话说，"证明一种原则"），例如，害怕的体验有其"自身的逻辑"，这种逻辑可以撇开某一个体的恐惧的特例而为人所理解。就我所能把握的，无论何时当我思考一个意识对象时，一个概念的结构就会对我施加影响，于是，我就会超越这个偶然事实而达到对其不变性质的洞察（梅洛－庞蒂，1964，P. 55）。

[8] 为了把握现象的恒定性质，现象学家使用了"富于想象力的自由变化"的方法（胡塞尔，1962，PP. 181ff）。任意想象的变化有别于经验主义概括，用前一方法，一个人明确地致力于思考一系列实际的和可能的事件作为某类或某种的例子，以便确定变化范围的内在性质是不变的。正如赞纳（Zaner，1981，P. 193）所说："这绝不是

试图加以概括的问题……而是试图确定所说的每一个实际的和可能的这种类型的例子中，什么是不变的、普适的。"有关任意幻想的变化的有益讨论，参见赞纳（1973a；1973b）及巴切拉（Bachelard，1968，PP. 173～197）。正如赞纳（1973a；1973b）所说，关键在于个人事件已被当作某一种类或类的例证，而现象学家关注的是，为什么是这一类或者任何其他可能的例子作为例证。这种关注的对象是类型而不是标志（例如，关注的是三角形而不是课本上三角形的例证），参见纳坦逊（Natanson，1973，PP. 67ff）。有关将任意想象的变化作为揭示恒定性质的讨论见赞纳（1981，PP. 242～249）。

[9] 然而，这并不是说这种分析不能具有以经验为根据的心理学意义。尤其是，心理现象学分析提供了澄清经验主义心理学所使用的概念的方法。

[10] 所有的经验科学都将生活世界业已给定并服从于其理论和方法作为其初始的先决条件。因此，它们预先设定了现象学试图阐释的事物种类——通过这种意义结构，我们"逐渐了解"外界客体首次成为可能。

[11] 关于经验实证主义传统与现象学研究之间在方法论上的区别讨论见纳坦逊（1969，PP. 85～110）。心理学是一门实证科学而非一门沉思的学科。作为一门经验科学，心理学并不批判性地反思它所提出的要求的根源或出处。此外，经验心理学包含着对意识活动进行自然科学的理解，而心理现象学则对描述意识活动的结构及其作为感性现实基础的基本特性更感兴趣。

[12] 在这方面，我想指出，对主体间性（intersubjectivity）的现象学探讨可能在不同的层面进行。胡塞尔在《笛卡尔沉思录》（1982，PP. 89ff）中追寻超验的自我基础上的主体间性世界的组成方式。然而，在另一层面（现象的心理学层面）的任务是以自然的态度对作为主体间性的世界基本性质提供说明性描述，这也是本书的焦点。

[13] 应该强调指出，弄清这一区别的性质的唯一途径是集中注意患者和医生意义构成的不同方式，而这需要一个人"搁置"源于自然科学的理论承诺，才能描述将其本身直接交给意识的东西。

[14] 再次强调为了回答"躯体体验类似于什么？"的问题，进行这类质询而不预设自然科学理由是唯一合法的说明，这是绝对必要

的。为了做到这一点，有必要进行心理现象学反思，这种反思不能以自然科学对它的客体或事件的实在性的态度作为前提。此外，现象学家被责成赞同这样的观点：并非所有有意义的问题从原则上讲都能从实证科学的方法论角度加以解答。

[15] 或许应该指出，对病患问题的现象学研究并不是什么新东西。所有这些分析都强调，病患作为一种生活体验是可以理解的——这一体验能加以精确检验并得到阐释。然而，现在进行的心理现象学分析的目的在于以更特别的方式发挥作用，用这种方式，它能直接澄清并集中注意经常发生冲突的医生和患者的不同观点。对病患问题做过明确细致的现象学研究的著作可参见基斯坦鲍（Kestenbaum，1982b）。

[16] 本书中将沿用哥哈德·博世（Gerhard Bosch，1970）的说法"自己的世界"，用以说明个体的个人、利己主义的世界（初始体验的世界）并与"共同世界"（主体间性世界，其中与他人的理解已经建立，并可以进行交流）相对应。特别要指出的是，正是在"自己的世界"和"共同世界"的探讨中，心理现象学能够提供关于医患双方构成其不同意义方式的见解。

[17] 在本章中我聚焦于爱德蒙·胡塞尔及阿尔弗雷德·舒尔茨的心理现象学，因为我发现他们的著作对于阐释医生和患者世界的意义特别有帮助。或许还应指出，胡塞尔和舒尔茨都提供了对于体验的极为逼真的结构分析，但他们在一些重要方面仍存在分歧。舒尔茨主要是分析日常生活的主体间性世界的意义结构（即提供关于"自然态度"的描述性现象学），他还发现了胡塞尔关于超验的主体间性分析存在问题。

[18] 这种对外部世界的朴素的非理性体验正是胡塞尔所说的"自然立场的一般主题"或者"自然态度"。在同一段文字中，胡塞尔还说：

> 我常常发现，此时此地在我对面就是一个我自己所隶属的具有时空的真实世界，就像所有其他人在其中所发现并以同样方式与它相关联一样。这个"真实世界"，顾名思义，我发现它是外在的，我看待它正像它呈现给我的那样，是作

为某种外在的事物。对自然世界数据的所有怀疑和反对使自然观点的一般主题得以确立。"这个"世界作为总是在彼处的真实世界；至多是在我未曾预设的某个偏僻地点，以诸如"幻觉""错觉"的名义而出现，所以说，出自于它的必须被取消；但"它"会永远保留下来，从一般主题的意义上讲，这个世界是一个位于彼处的世界（胡塞尔，1962，P.96）。

在本章的后面我将进一步讨论"自然态度"。

［19］对胡塞尔关于时间研究的出色评论，详见索科罗斯基（Sokolowski，1974）。

［20］舒尔茨曾使用这个术语指称每一个体的独特个人经历（纳坦逊，1962，P.xxix）。

［21］关于这一点的详尽阐述见纳坦逊（1962，P.xxviii ff）。

［22］舒尔茨（1962c）这样描述典型化过程：

> 我们体验的实际世界……从一开始就是作为一个典型来体验的。客体被体验为树木、动物，诸如此类，再具体一点，则被体验为橡树、冷杉、枫树，或者麻雀、狗。我现在正面对的桌子具有某种以前已知的性质，但却是新的事物。新近被体验的东西在此意义上是已知的，它唤起先前已知的同类或同样事物的记忆。但曾经在其典型性中被理解的东西具有一个可能的体验水准，它对应一类熟悉的事物，也就是说，一系列典型特性实际上还未被体验过。假如我们看到一只狗，假如我们将一客体视为狗的话，我们便预知了这只狗的某些行为，某种典型的（而不是个别的）吃、跑、跳、嬉戏等的方式……换言之，在对一客体的实际感觉中所体验到的东西也可以用到任何其他类似客体中去，纯粹是根据它的类型来理解（舒尔茨，1962c，PP.281～282）。

舒尔茨指出，这种"典型化"包含了个体的知识贮备，他或她可以利用这一贮备解释日常体验的整体性。"典型化"包含了个体对于外部世界的知识（舒尔茨称之为"常用知识贮备"），它不仅源自一个人先前的经验，也源于诸如父母或老师之类的他人记录下的经验。从儿童期开始，个体就不断增加"典型化"的贮备量。因此，日常生活世界便设定了一种熟悉的性质，由此，对体验的预知和控制才成为可能。

[23] 关于这种联系，舒尔茨（1962f, PP. 308～309）提出，世界是按以下条件围绕个体组成的：①"实际达到范围的世界"（我能够直接通过身体活动加以调整或者借助工具等人为帮助加以调整的世界的一部分）；②"潜力所及的世界"（我潜在的工作行为的世界）；③"记忆中能达到的世界"（我过去曾经达到的范围的回忆）。

[24] 杰罗姆·布鲁诺（Jerome Bruner, 1987, PP. 11～32）指出，除了叙述的形式外，我们没有办法描述"生活时间"。这并不是说，其他的时间形式不能被强加于时间的体验，但他说，它们的任何一种都无法成功地捕捉到活生生时间的意义，以及通过我们的体验所感受到的时间意义。

[25] 胡塞尔（1970b, PP. 379～383）已将日常体验的世界命名为"生活世界"，以便将它与科学的世界区别开来。

[26] 当然，这正是主体间性问题的关键所在。假设体验具有独特性，那么，要说明主体间性的一致，共享意义，对于"客观"世界的一个"共同"关系又是如何可能呢？（如果确实如此）胡塞尔（1982, PP. 89～151）提出了他人的构成问题及第五次沉思的客观世界的构成问题。然而，应该指出，他对超验的主体间性的描述并不完全令人满意。对其论述的批评见舒尔茨（1975）。

[27] 这种既是主体又是客体的意识在病患体验及医患冲突中已做了明确表达。在临床冲突中，躯体在意识里已被客观化，从而作为唯一的生物学机器，也作为科学研究的对象。在受凝视及医生"盯着看"的体验中，患者具体地认识到自己作为他人的客体及并存的作为受病痛折磨的主体的双重性。

[28] 如上所述，舒尔茨发现胡塞尔关于超验的主体间性的论述存在问题，并提出主体间性是生活世界一个不可忽略的事实。

[29] 舒尔茨（1962f, PP. 313～315）遵从胡塞尔的观点，提出当他人的躯体以其本来面目呈献给我时，他或她的心理过程不是被呈

现而是被揭示（appresented）出来。

[30] 为了从现象学角度阐释主体间性的结构，胡塞尔（1982）曾指出，在我的初始经验的原始范围和他人"仅仅预感到的原始范围"之间是有区别的。因此，在两个意向层面之间也存在差异，两者都能被阐释，但两者都无法为对方所认同。

[31] 正如博世（Bosch，1970，P. 55）所指出的那样，正是经由相互间的交流，个体才能在这两个世界之间建立起桥梁，一个是被他或她本质上体验的"自己的世界"，另一个则是他者的世界。这种交流基于初始经验，"只要这种经验尚未被交流行动所揭示，它们仍然是自己世界的一个具体部分；甚至当已被交流时，它们仍是保持自己世界特性的一个抽象部分"。

[32] 关于注意力转移的讨论参见赞纳（1973a）。

[33] 胡塞尔（1970a）已按照"自然的"态度和"自然主义的"态度之间的区别（下一节还要对此做详细解释）以及生活世界和科学世界的不同目的，区分了生活世界（日常体验的世界）和科学世界的不同，科学的目的是通过"自身的真理"来确定自然的"自身"。因此，一方面，科学的世界首先是个有意义的结构，它是在现有的科学著作范围内构成的；另一方面，生活的世界常常是预先给定的、有所依据的和早已存在的，但对于某些有目的的研究则不具备有效性。因此，尽管生活世界代表一种"结构"，它却不是依照科学方式的"有目的的结构"。相反，生活世界"过去且继续是'主动的'"。结果，科学世界在生活世界构筑了一块领地，并以其为先决条件。帕特里克·希兰（Patrick Heelan，1973）提出，在生活世界以及与之相对立的科学世界中，实体被体验的方式之间存在鲜明的界线，这种界线不能在科学活动的特定情况中维持。他特别提出，实验科学中可用肉眼观察的科学实体是属于生活世界的，实验科学家在其中以原始的方式体验这些存在。然而，重要的是，这类科学观察是以许多复杂的推理和训练为前提的（例如，未经显微镜操作培训的人无法观察线粒体和高尔基体，因为要对有关这些实体的许多特征必须有所知悉）。换言之，科学的"思维习惯"（它体现为一个复杂的体系，由已获得的知识、激励这种探索的特定意向等构成）决定了构成"实在"的方式。

[34] 在下一章，我将详尽讨论患者认识病患的方式。正如我将

指出的那样，情况正是患者的生病体验要受到植根于生活世界中的理论化背景的影响。然而，生活中的病情本质上是按其对躯体、自我和生活世界的破坏去体验的。因此，躯体受损才成为患者关注的焦点。

［35］病患的主流模式（生物医学模式）将在下一章里做进一步的详细讨论。

［36］疾病状态的构成将在第二章详细探讨。

［37］有关病患的时间性的详细论述见图姆斯（Toombs，1990）《病患的时间性》。

［38］患者若要将其病患体验与医生联系起来，就必须按"客观时间"（既然"客观"时间是关于时间的共同语言）来陈述。然而，患者却是以"生活"时间来体验病患的。

［39］我同意舒尔茨关于个体是依据其独特人生计划，将世界组织成主要的和次要的关联层，但我尚不清楚对"终极焦虑（关怀）"的确认是否明确。尽管我们每个人在某些层面清醒地意识到我们自己最终必死无疑，但在深层意识中，我们中的大多数人都没有意识去反思这种必然性。或许舒尔茨的观点只是说，从属于我们生活处境的这种关联中的大部分仅是对于生命的维护来说是基本的实用的关联。海德格尔（1962，PP. 296～299）提出，个体的大部分时间都花在了对"终极焦虑（关怀）"不可靠的否认上。

［40］恩格尔哈德指出，既然医生的专门知识不具备普适性，医生便将他们关注的焦点进一步缩小到他们能做出改变的方面。因此，外科医生想着外科手术，内科医生思考着药物治疗，精神病学家则致力于心理方面的干预。其结果是，医生仅仅留意那些患者经历的全部内容中的一些枝叶。

［41］在这方面，舒尔茨（1976a）已注意到了这些区别，比如，体验一段音乐和在内在时间中按意识的流动来体会其意义，以及作为，比如说用"奏鸣曲"的一个典型例子来理解一段音乐。在第一种情况下，意义是由多种因素构成的，而后者则由单一因素构成（即不考虑音乐按其特殊个性被体验的诸多步骤）（胡塞尔，1962，PP. 307～311）。

［42］显然，在这一点上，看来我和舒尔茨有分歧。我怀疑，对"终极关怀"的明确意识只有在生存危机的时刻才能被具体感受到。

［43］关于与患者体验的相似之处，参见舒尔茨（1976b，PP.

106～119）。舒尔茨指出，一个人在其他环境中待上一段时间后回到家里，发现他已无法与家人交流他的体验。之所以如此，是因为他已无法在共同典型化系统的基础上进行交流了。作为例证，舒尔茨引用了退伍老兵的例子：

> 当那老兵退伍回乡开始说话……他惊奇地发现他的听众，即使是富有同情心的听众，也无法理解这些已使他成为另一个人的独特性经验。他们试图从士兵的报告中发现某些熟悉的特性，这些特性符合他们预先就有的关于士兵前线生活的概念。对他们来说，他谈话中只有少量细节背离了每个返乡者所说的以及他们在杂志和电影中所看到的那些东西。因此，在家乡人的眼中，似乎是最富有勇气的行动对这位老兵而言不过是在战争中求生存或完成某项任务而已，而许多真正的忍耐、牺牲和英雄主义的事例却不能为家乡人所注意和欣赏（舒尔茨，1976b，PP. 106～119）。

[44] 关于诊断过程中典型化作用的充满趣味的讨论见施瓦茨和韦金斯（Schwartz & Wiggins，1987）。

[45] 专业知识的复杂性已达到如此程度，从原则上讲，已使获得专业知识不再是人人可及的事。因此，产生了这种需要，不仅对于专家而且对于"准专家"来说，他们中的每一位都只能拥有特殊化知识的小部分。由于专业化知识愈见其复杂和专门化，各种领域的特殊知识便进一步从一般性知识中"消失"，而且，"专家"和"外行"之间的差别更加明显（舒尔茨和拉克曼，1973，PP. 314ff）。

[46] 如上所述（见注解16），主体间性的现象学分析已表明，若是承认意识的特性，那么，个体视角的差异绝不能被完全消除。舒尔茨提出，通过"观点的相互转变性的理想化"，常识思维克服了个体视角的差异。我则认为，这种理想化在像病患这样的内在事件中是行不通的。

[47] 舒尔茨（1962f）提出，他人世界超越我的世界的基本途径之一就是，我们每个人都以内在时间（而不是外在或客观时间）来独一无二地体验这些事件。因此，"交流的共同环境"的建立预先设定

了个体按外在时间分享关于某一事件的体验。舒尔茨评论道："我和你，我们看到了飞翔的鸟儿。作为外在（公共）时间中的一个事件，鸟的飞翔与我们目睹它这一行为是同时发生的，它也是我们内在（私人）时间的一个事件。这两种内在时间的融合（你的和我的）与外在时间的事件（鸟的飞翔）同步发生，对此，两者是相互关联的。"（舒尔茨，1962f，P. 317）

[48] 关于患者在各个层面给出病患之意义的方式，我将在下一章从感性体验谈起，届时会有详细论述。

[49] 在这方面，值得再次提出，对患者主要关联的东西是正常生活遭到破坏，而且这种破坏可能由病患及治疗造成。因此，医生仅仅视为治疗"副作用"的症状可能被患者体验为不可接受的事件，它们对患者的生活计划造成了严重的破坏。最近一月一次的化疗（用以减缓多发性硬化症的进程）已让我从个人角度印证了这一看法。化疗伴随而来的食欲减退、虚弱、恶心、呕吐等症状多半不被医生看成是严重问题，但却深刻地困扰着经历折磨的患者。

[50] 本章的部分资料已由图姆斯（1990）发表，见《病患的时间性》。

[51] 在这段文字中，我主要讨论直接与躯体的破坏有关的病情，而不是与心理功能失常有关的病情。这并不是故意提出一种任意的区分，或者暗示对精神疾病的详细分析不足为据。

[52] 或许应该指出，这种不寻常的感觉经验并不一定是病态的注意力游移。例如，一个人可能在剧烈的体育锻炼之后对性刺激格外敏感。关键在于，注意力的游移使躯体本身成了意识的主题。

[53] 在下一章里，我对患者将其躯体视为一个生理学器官的观念与医生将患者的躯体作为科学研究对象的观念之间进行区别。我将提出，为了将他或她的躯体理解为生理学器官，患者认为躯体是"神秘的"。将躯体视为"神秘的"的体验迥异于将躯体视为科学对象的概念。与此类似，为了将乳房肿块理解为"癌症"，一个人常常用隐喻的字眼想象其病情，并以此与视为"疾病状态"的理解相对立，后者是医生的看法。

[54] 关于这种联系，恩格尔哈德（1989，PP. 71 ～ 79）说，前语言的感觉在医学冲突中必须从语言学角度加以描述，那种语言本身

便阐释并构成了经验。

［55］舒尔茨提出这一观点时辩解道，从原则上讲，完全统一的知识社会分配是不可能存在的，因为存在着基于性别、年龄、社会阶层等不同的社会关系（舒尔茨和拉克曼，1973，PP. 301ff）。

［56］正如恩格尔哈德已指出的那样，在高新技术社会里，诸如我们得知他人的"知识片段"都已与躯体的生动体验结合了。因此，"病患"和"疾病"之间的界限可能不会像萨特说的那样分明，按萨特的说法，将"病患"视为一个综合性整体的理解受到植根于生活世界的理论性背景的影响，对"病患"的理解将反映患者特定的生活环境。

［57］应该指出，我在此处的分析针对的是西方医学科学。当然，柯林曼及别的学者提出，病情已被不同医学知识体系的医生赋予不同的概念（柯林曼和曼德尔松，1978，PP. 314 ～ 330；卡塞尔，1976，PP. 27 ～ 37）。此外，对"疾病状态"的实际解释也随时代变迁而不同，参见恩格尔哈德（1982，PP. 41 ～ 57）。然而，作为解释的模式，这些不同的概念共同分享这一事实，即它们代表着有别于活生生体验层面的构成层面。

［58］当然，应该指出，疾病状态的意义构成已随时代的变迁发生了变化。对于导致这种现代病理解剖学和病理生理学理解变迁的出色概括，参见恩格尔哈德（1982）。他指出，例如，从临床角度调整对疾病的理解的转移已经发生——像托马斯·希德汉姆（Thomas Sydenham，1624—1689）——对疾病的病理解剖学、病理生理学和细菌学的描述。结果，对基础科学的理论性预设已演变为病患体验的结构。他提出，这主要是 19 世纪病理解剖学发展的结果，医学将主要注意力转向体内，疾病也逐渐用病理解剖学损伤或病理生理学紊乱来识别。参见下列著作：Sydenham（1981，PP. 145 ～ 155）；Morgagni（1981，PP. 157 ～ 165）；Bichat（1981，PP. 167 ～ 173）；Virchow（1981，PP. 187 ～ 195）；Cohen（1981，PP. 209 ～ 219）；Temkin（1981，PP. 247 ～ 263）。18—19 世纪之间对疾病的理解转换也由福柯（Foucault，1975）做详细论述。

［59］这样描述病情是有问题的，这一点已由巴伦（Baron，1985）做了阐释。他在文中提到几项关于治疗溃疡病的研究，这些研

究都证实，溃疡的解剖学事实无法与患者的主诉联系起来。例如，在一项重要的研究中，经过四周治疗，治疗组 55% 溃疡尚未痊愈的患者，其症状消失了；而 45 个患者中，12 位已经痊愈的患者却仍有着溃疡症状。详见彼特森等人（1977）和劳瑞森等人（Lauritsen，1985）。

［60］当然，可能有人说，所有事实（包括医学事实），都是可被解释的事实。路德维克·弗赖克（Ludwik Fleck）已证实，医学事实有其文化背景。即是说，在观察者和被观察者之间存在密切关系，这样，观察活动便总是有其文化背景的。某种确定的思维模式就决定了某些观察是可能的而其他观察就行不通。详见特里恩（Trenn，1981，PP. 237～256），麦库劳（McCullough，1981，PP. 257～261）。关于事实和理论的关系见库恩（Kuhn，1970）。

［61］卡塞尔（1986）曾提出，一个人的一生是一个过程或一个计划，因此人生计划可被视为一个体系，"其中每一刻都产生一种模式"。这样，将生病视为在其他事物中对这一模式的破坏，就是有用的。

［62］社会现象方面的富有启发性的讨论见墨菲（1987）。墨菲是哥伦比亚大学的一位杰出的人类学家，后来因患脊索肿瘤而四肢瘫痪。为了描述自己的经历，他格外留意残疾伴生的社会意义。赫兹里克和帕瑞特（Herzlich & Pierret，1987）提出了一个重要观点：在一个我们自己作为生产者的社会中，肢体功能残疾具有特别的意义。的确，他们提出功能的退化以及由此导致的无能在今天已成为对于生病的躯体的基本理解。我也想指出，我们社会中强调行为的重要性是肢体受损的人痛苦的直接根源，在这一社会中，残疾几乎总是影响其生产能力，因此造成其自身价值和社会地位的下降。当然，具体的痛苦也是由失去受教育机会和工作职位造成的。关于残疾对妇女影响的优质讨论，尤其可参见阿世和范（Asch & Fine，1988）。作者指出，由于健全人们（包括男人和女人）对残疾人的看法绝大多数是消极性的，在这种文化中肢体受损的女性较之男性会受到更多的嘲笑。例如，汉娜和罗哥夫斯基（Hanna & Rogovsky，1986）要求健全的大学生就"妇女"和"残疾妇女"产生联想；"妇女"大多使人联想到诸如工人这样的正面形象，从性别上来说，则是母亲和妻子，而"残疾

妇女"却使人联想到依赖和损伤（跛行，几乎没有生活能力）；关于年龄则联想到灰色、衰老、白发及失望（感到遗憾、可惜、孤独、丑陋）。在100多个被访者中，残疾妇女实际上从未被描述为母亲、妻子和工人。当问及使用轮椅的男性和女性是为何变成残疾人时，学生将男人的残疾归因于战争、工伤或意外事故之类的外部环境，而对女人的残疾归之于疾病这类的内在原因。作者提出，将残疾归之于疾病可能会导致更严重的消极态度（害怕传染、道德谴责等）。

〔63〕恩格尔哈德（1976，P.262）提出，特殊的意识形态可能诱导我们把特定的现象解释为疾病，以便适应意识形态的需要（如漂泊狂，特指奴隶从南方迁往北方的一种行为——译者注）。他还提出将某些情况归为疾病状态也是因为社会和意识形态的原因，如将病患的角色给予那种状态中的人们（例如嗜酒、滥用药物等）。关于对此的评价和解释之间相互关系的有趣讨论见恩格尔哈德（1974）。恩格尔哈德在这篇文章中描述了在18—19世纪手淫是如何被视为一种危险的疾病的。

〔64〕正如弗兰克提到有关他自己的患癌体验：

每当我告诉别人我患了癌症时，就觉得说话时全身是紧绷的。说到"癌症"这个词时，我的身体就开始为它进行辩护。而当我告诉别人我心脏有问题时就没有这种感觉。心脏病发作只是个坏消息而已。我一直在想，癌症说的是我作为一个人的价值。心脏病发作和癌症之间的区别是显而易见的……

心脏病发作损害我的身体，但我并不为此感到受污辱……心脏有问题时我不再能参加某些活动；而患了癌症就使我感到丧失了参与其间的权利。我多么不喜欢待在医院里，但至少我感到我住在那里。我心里清楚这有点傻。我并非住在医院，而是躺在那里。人们躲避现实的方式多种多样；有些人开始时把癌症叫作"Ca""大写C"或者其他委婉的表达。我称之为癌症，但我说这个词语时又感到那种紧张（弗兰克，1991，P.92）。

131

[65] 在描写她自身经历时，芭芭拉·韦伯斯特（Barbara Webster，1989）提出这样的观点，像多发性硬化症这样的诊断所带来的影响，无论在肉体上还是精神上都有破坏性。了解个人有潜在的残疾或破坏性疾病的话，必然影响其生活的各个方面，包括自身的感知、与他人的关系及其关于未来的概念。即使在症状不太严重时也会发生这种情况。韦伯斯特叙述道，假如将注意力集中到她的诊断所带来的全面影响，她的痛苦也许会大大减轻。

[66] 活生生的病情体验也许不仅存在于缺乏病理解剖学或病理生理学发现的情况之下，而且反过来也一样。也就是说，病患可能按照某种客观的临床发现（不正常的X光、血液检验等，多在例行体验时发现）被解释为一个"疾病状态"，而患者并未感到什么异常感觉（也就是说，他或她并未感到不舒服），因此，在直接体验层面，患者并不将他或她的体验理解为生病。费恩斯坦（Feinstein，1967，PP. 145～146）拒绝将这类患者视为"有意义的患者"，以与"有相应主诉的"患者相对应。"亚健康状态"患者是"偶然"发现其疾病的人，即他或她没有因为与所发现疾病相关的症状来找医生。一个"嗜酸染质体"患者的典型例子是"一个无症状的人，在一次'例行体检'时被告知心电图有病理改变"。既然他没有注意到异常症状，他就一直没有将其体验视为生病，或者更为特别，视为"冠脉疾病"。

[67] 有关这类痛苦的个人描述见韦伯斯特（1989，PP. 1～15）。数年后，她被告知体质没有不正常（但这些年来她感到极其痛苦，因为她的不适体验开始在医学上并不具有效性），韦伯斯特最后被诊断为多发性硬化症。

我本人在接到多发性硬化症的诊断书时的第一反应是震惊和恐惧，还夹杂着深深的宽慰。我有些不知所措，对这病也知之甚少，这使我更为恐惧，但同时由于知道了我数年来体验到的诸种症状和无法解释的病痛的具体生理学原因而感到极大宽慰。

接到一份诊断书，任何诊断都给我带来极大的快慰感。这不是因为神经过敏，而是因为有了一个结果，可以解释数年来发生在我身上的事。我感觉得到了极大的解脱和认同（韦伯斯特，1989，P. 23）。

[68] 既然患者必然经历病患，我不相信患者总是完全按照病理生理学去想象其病情是可能的。也就是说，患者的看法永远不会与医

生的看法完全结合起来——尽管在这里正逐渐接近了。例如，在谈到她自己的糖尿病经历时，塔玛拉·贝尔医生说：

> 有了两年的病史，我们被告知，糖尿病患者的血糖由三种可控因素所决定：节食、锻炼和胰岛素……所以，我用了一个月时间严格控制食物、进行锻炼并注射胰岛素，以努力控制血糖水平。在受了一个月的罪之后，我发现血糖水平仍出奇的高……我失去了那些在我 10 岁时就已明白的东西——换言之，血糖水平取决于无数因素，其中许多因素都有其自身的存在价值（也就是说，周围的温度、荷尔蒙环境、精神状态、附加因素）……因此，当医生关心血糖计上的数值时，患者则关心她最近 6 ～ 8 小时的感觉如何……当医生坚持严格控制饮食时，患者则意识到她也许不得不与她的疾病和平共处了（贝尔，1991，PP. 29 ～ 30）。

[69] 早些时候，我曾评论道"客观"数据呈现出其自身的存在价值。这些数据不仅对医生有意义，也影响着患者对其病患的理解。例如，在过去数月里，尽管我已从日常起居中意识到丧失肢体功能的进一步恶化，并且接到一份"客观"评估表，表上说按克茨克残疾度（Kurtzke Disability Scale），我的情况已由 4.5 升到了 7.5（恶化了），这使我将这种功能丧失估计得比我先前判断的情况更具破坏性和威胁性。

[70] 在其对时间性的分析中，胡塞尔（1964，PP. 57 ～ 59）区分了回忆（recollection）（第二记忆）和保存（retention）（第一记忆）。在保存中，一个客体的过去时段被留存在第一记忆中，作为对该客体当前意识的一部分；而在回忆中，客体就不再被实际觉察到，而只是在"仿佛的"表象中得到再现。

[71] 在这方面，卡塞尔（1985a，P. 18）曾指出，对某种疾病因果关系的描述出现在几个不同层面：分子水平，包括血小板；器官水平，包括血管和肺；整体水平，将一个人的功能作为一个整体；等等。

[72] 本章包含的部分材料已见于 S. K. Toombs 的论文《病患和

活体的范例》（1988）。

[73] 在《思想集（二）》（1989，P. 152）中，胡塞尔已注意到躯体作为局部化感觉的障碍这一问题，他提出下面观点：假如我用右手去触摸左手，就是将左手作为客体来体验。此外，他提出，在所有的空间客体的体验中，躯体都是作为正在体验的主体的感觉器官而"被涉及的"（Section#36）。在感性层面存在一种感觉，我并未在这种感觉中对躯体加以主体化。然而，为了集中注意力于作为感觉器官的躯体，或者为了思考用我的右手触摸我左手的体验中躯体出现的方式，需要反思的行动。

[74] 梅洛－庞蒂指出，在这方面，我的躯体不是其他客体中的一个客体。它从未出现在我面前，而总是"伴随着"我。也就是说，在这一层面我对躯体的感知没有成为意识的主题。

[75] 胡塞尔（1989，PP. 165 ～ 166；1982，PP. 116 ～ 117）也提出，躯体是方位的中心，空间世界的其余部分围绕在它周围而组织起来。因此，我的躯体便成了"此处"约定性的（givenness）的中心模式，而所有其他的具体事物都作为与我身体有关的、位于"彼处"的存在而给定。舒尔茨（1962d，PP. 222 ～ 226）也赞同胡塞尔的观点，他将躯体确认为方位的基本框架，并按照实际活动的世界及潜在的和可复原的活动世界，分析了日常生活世界中现实的各种层面。然而，应该指出的是，鉴于胡塞尔对自我（ownness）范围的还原导致他将躯体的直接知觉作为一种特殊的客体——唯一能够受意志直接和自主控制的客体——萨特和梅洛－庞蒂所关心的是探索与躯体的存在关系，这一关系在我的躯体确实既是我的方位中心也是在意识的所在理解中得以揭示。

[76] 恩格尔哈德（1973，PP. 41 ～ 42）提出："我的身体似乎是从我的身体而来并通过它对世界起作用。"身体是一个人力量的独特载体，也是一个人接触世界的最原始方法。人生计划因此也总是按照身体情况进行设想，见胡塞尔（1989，PP. 159 ～ 160）。

[77] 正如梅洛－庞蒂（1962，PP. 76ff）指出的那样，像幻肢这样的现象无法按照纯粹生理学或纯粹心理学的解释加以充分描述。然而，它们可能按照身体是在世界上的存在这一角度得以理解。幻肢就是保持一个人在肢体残疾前享有的实际活动范围。它是继续"纠缠于

某种有限环境，认为自己还在从事某项活动并继续投身于这些活动"。这不是说失去肢体的人仅仅只是记得它，或者以某种方式体验残缺肢体的某种"再现"，而是他的身体仍对肢体活动的形式有所记忆，在这些记忆中，他过去的肢体会是其中心所在（赞纳，1964，P.157）。

[78] 在幻肢的情况下，已受损的肢体部分的操作运动的习惯性意识仍存在于躯体中。在相当一段时期，客体仍表现得像对患者有用一样，因此，他或她通过继续关注世界而虚构一个"虚幻的躯体"（赞纳，1964，P.157）。在这种联系中，指出刚出生即截肢就不会发生幻肢现象是有趣的，而且当截肢在儿童尚未充分使用和协调其肢体之前进行也很少有此类体验（西迈尔，1962）。

[79] 萨克斯（Sacks，1985a，P.50）指出，对身体的这种直观感觉对于我们的自我意识而言是必不可少的。在他的临床故事《脱离现实的妇人》中，他描述了这种感觉的丧失是如何造成一个患者将她自己体验为脱离现实并因此体验到"（她的）自身的基本有机体的存在"以及她的自我意识的丧失。萨克斯提出，躯体是自我的基础，而这一躯体自身的丧失剥夺了患者的存在和认识基础。

[80] 有关对姿势表现理解的有趣描述见萨克斯（1985d）。在这部著作中，萨克斯描述了失语症患者是如何无法理解自己所说的语言的，许多患者通过别人通过表达、手势、姿势、音调或声音等的解释才得以弄懂所听到的大部分内容。

[81] 在这方面，J. H. 范登伯格（J. H. Van den Berg，1955，P.42）提出，所有所谓"心理素质"的东西都是躯体生存的方式。因此，"有挑衅性的人的声音是难以忍受的，他们的肌肉是隆起的，他们的血液流过脉管都比常人迅猛得多"，诸如此类。

[82] 当然，应强调指出，作为客体躯体的理解并不需要受到他人注视的具体体验。例如，一个人意识到其作为客体的躯体即使在没有旁观者的实际存在时也会感到害羞或卑微。萨特所关心的是论证这类例子都寄生于"注视"中。也就是说，当我体验害羞或卑贱时，我正在将我的躯体解释为一种"为他人的存在"。因此可以说，我正在通过他人的视角看着我自己。

对萨特来说，"为他人的存在"的体验从本质上说是消极的。我的躯体作为他人的客体，就是将其本身表现为客观性而非主观性，表现为一个感觉器官的整合——"肉体"，表现为他人"注视"的道具，表现为超验的存在，然而，我想说（对不起，萨特），在正常环境下存在着某些体验，躯体在其中被客观化为"为他人的存在"，而这种存在的性质并不被理解为消极的。例如，为了在情人的注视下将自己体验为"为他人的存在"，我将躯体视为客体，但这可能是对客体的积极理解。

[83] 显然，我在这里部分地认同了萨特的观点。然而，当我不相信躯体的客观化唯一出现在"为他人的存在"的体验中时，我不同意萨特认为这种体验是我的躯体被揭示为躯体的物质存在的重要途径之一的观点。

[84] 后一种体验尤其使人感到疏离。例如，赫伯特·普拉格（Herbert Plügge，1970，P. 296）指出，坏死的肢体"具有客观事物的许多特性，比如讨厌的沉重感、负担、重量，并伴有陌生、麻木、像石膏样的质感，无论怎样总是作为填补空间的，因此也完全不是作为我们躯体的一部分"。显然，这种疏离感在像轻度瘫痪这样的病理障碍中尤为常见。在另一部分（图姆斯，1991）中，我曾谈到触觉和动觉的丧失被体验为躯体与自我的根本离析。胡塞尔（1989）指出，动觉不仅给躯体一种使之"内部"确认为我的躯体的清楚认知，还与运动一起结合在这样一种方式中：我将这些运动作为自己的。丧失了这种感觉就与他的身体失去了联系。它就成了"这个"手臂，而不是在动的"我的"手臂。有关胡塞尔对动觉在活生生的躯体构成中的角色讨论，见恩格尔哈德（1977，PP. 51～70）。

[85] 显然，这可能随文化、时间之类因素而发生变化。例如，在中国，与客观躯体的结合可能成为像"气"及"阴""阳"之类元素的某些概念（柯林曼，1988，P. 109）。

[86] 萨特（1956a，PP. 431～432）也提到对躯体偶然的必要性。躯体一度是"世界上一种存在的必要条件，而且……是这一条件的偶然实现"。他说："我们必须认识到，我是个跛子，我是仆人或工人的儿子，这既是完全偶然的，也是不合理的，然而，它又是必然的，我必定是那样或者其他情形……"对萨特而言，尽量地去选择自身，那么，我就选择构成我偶然性的方式（即我可以选择残疾为"难以忍受的""失败正当理由""幸运的"之类）。躯体（伴随其偶然的

必然性）正是存在选择的必然性——"我的限定、我的个性就是我自由的条件"。

［87］关于这一点的更多讨论见加拉格尔（Gallagher，1986，PP. 144～146）。

［88］这种情况在急性疾病和慢性疾病中都有。在慢性疾病中，破坏生活世界显然要持续更长时间，可能表现得更加确凿，但即使是像感冒这样简单的机体失调，也同时会对患者在世界上的存在造成破坏。的确，病情的严重程度要与患者的世界受破坏的程度相联系，并根据后者做出判断。

［89］正像即将在病患中关于作为客体的躯体的讨论中要指出的那样，对躯体的强迫注意发生在感性层面，它导致了注意力的转移，由此，躯体成为明确的意识中心并被构成一个客体。

［90］范登伯格（Van den Berg，1955，PP. 28～37）对伴随疾病周围世界性质发生的变化曾有出色的论述。

［91］代表一个人对躯体认知的身体形象（style）可以用下述引文加以很好地证实（引自阿世和范，1988），文中的残疾妇女长着一副不正常的身体形象，她阻止母亲试图改变其外表的典型尝试：

> 她（母亲）在我童年时期做了很多年的大量努力，让我进行物理治疗并让我在家里练习如何走得更"正常"。我坚决拒绝她的所有努力。她无法理解我为什么不会走直线……我的残疾以及我不同常人的走路姿势和谈话方式、不随意运动，都伴随了我一生并成为我生命的一部分，成为我自身的一部分。带着这些残疾的特征，我才感到完整和完全。我母亲的努力，诸如改变走路姿势之类的尝试，对我来说都很陌生，是对我的一种羞辱，是对我整体的不完全承认，是一种改造我的尝试（罗索，1984，P. 9）。

既然她存在的不协调方式不代表身体形象的改变，她就不会将它看作为是异己的。

［92］关于文化态度是如何形成"不同寻常"的体验的出色描述见厄尔文·高夫曼（Erving Goffman，1963）的著作 *Stigma：Notes on the Management of Spoiled Identity*。

[93] 当然，这与梅洛－庞蒂关于活生生躯体结构的"两重性"概念相联系。

[94] 研究表明，肢体健全的人对残疾人的看法绝对是消极的（Siller & Ferguson，et al，1976，引自阿世和范，1988）。这种文化态度必然对自我尊严的丧失产生作用，而后者是残疾的固有因素。

[95] 当我旅行经过航空港时，这种体验不可避免地出现了。我丈夫推着轮椅通过海关安全检查时，安检员直接看着我，而后扭头问我丈夫："她真的能走路？"我们给了他标准的答复，我丈夫说："对，她还能说话！"

[96] 显然，在医生查房时这种情况也会出现。

[97] 有关自我受削弱及由于直立状态的丧失而造成社会关系改变的出色讨论，见墨菲（1987）。

[98] 每当我出席站立的聚会（比如招待会之类）时，便意识到社会交往中站立姿势的丧失对个人生活的深刻影响。坐在轮椅上，我差不多只有 3.5 尺（1 尺 ≈ 33.33 厘米）高，因此，大多数交谈都在高于我头的地方进行。要同站着的人说话，我不得不"仰视"着他们，而他们则"俯视"着我。这给我一种重回童年的可笑感觉，我像是被高大的成人围住的小孩。不断地"仰视"他人并被人"俯视"，一个人就觉得自己的身体和自我都受到削弱。这种受削弱的感觉由于他人的态度而愈加强烈。一个肢体残障的妇女说，每当她和丈夫去购物，而他推着载着她的轮椅，走近他们的人们对他说："你真是个圣人。"（阿世和范，1988）——意思是说，她是个负担，而他既是个圣人又是个失败者。这种情况我尚未遇到过，而我遇到的正是这种情况，人们会对我说："有这样的丈夫你可真走运！"这类话并不完全是对我丈夫的性格的反映，而是对我肢体残障的委婉说明——它是这样一种概念，既然我残疾了，我就是个负担，跟我丈夫的关系也就是依赖关系。

[99] 正如梅洛－庞蒂指出的那样，这种"看透身体"并不限于有残疾者。在正常环境下，我们遇到一个狭窄的过道时，我们不仅必须把它作为一个具有一定可度量尺寸的空间，也把它当作需要调整我们行动的"受约束的潜在因素"。一个人不假思索就会知道，要越过

障碍必须走其他小路。在残疾人中这种"看透身体"的特别之处在于，它明确地将一个人的存在当作一个世界上的存在。活生生躯体的问题也就是躯体/环境的问题。

[100] 值得提出的是，运动能力丧失者的身体空间受限的性质被这一事实加剧了；直到最近，我们的建筑学才为人们建造了专用通道。因此，残疾人永远不知道能否进入一座建筑物（房屋、剧院、餐馆、汽车旅馆、办公室），能否乘地铁或乘飞机，能否过街走到街对面的人行道上，等等，除非他或她事先问清楚。大多数情况是，这些地方都存在各种障碍，使残疾人无法企及。

[101] 关于活生生时间的结构，舒尔茨（1962f, PP. 306 ～ 310）提出，世界是按照实际达到的世界和可望达到或可望重新达到的世界这两种情况围绕个人组织起来的。后一情况中包括通过记忆在实际达到范围内能被唤回的过去体验，以及基于过去和现在的个体体验基础上对将来的期待。如上所述，梅洛－庞蒂、萨特及赞纳的著作提供了对病患时活生生空间感分离的重要见解。舒尔茨的著作提出，除此之外，病患可能按照活生生时间的破坏来思考。例如，如萨克斯（1985b）所表明的那样，可望重新达到的活动范围的丧失（通过记忆的丧失）对自我的丧失有着深刻的影响。

[102] 关于时间体验的变化可能伴生于某种特殊病情的戏剧性例子是由萨克斯（1983，PP. 305 ～ 306）引用的，那个患者有着严重的帕金森病。萨克斯叙述道，那个患者似乎是一动不动地静静在轮椅坐了共 5 个小时之久。唯一看得到的变化是一只手位置的变换；早上这只手紧挨着一个膝盖，中午时它似乎"固定"在去摸鼻子的半道上，再过一段时间它似乎又"固定"在患者的鼻子或眼镜上。萨克斯假定这些仅是"同一类姿势"。然而，在用 L－DORA 进行了成功的治疗后再去问患者关于这些动作的说明，那患者回答说："'固定的姿势'是什么意思？我不过是擦了一下鼻子。"因为在患者看来，这些动作只持续了一秒钟，他对它们持续了数小时的说法倍感惊奇。

[103] 当病情造成过去的丧失时也会出现这种情况，在这种情况下，退化性疾病或外科手术过程可能使得一个人感到正在丧失与其青年时代（或此前的存在状态）的连续性。例如，弗兰克指出，在切除一只患有了肿瘤的睾丸的手术前，他曾强烈而短暂地感受到这种丧失。

　　那天夜里，我知道手术后就永远不会跟以前一样
了。……手术和化疗会不可挽回地切断我的身体与其过去的
连续性。我不害怕将来的情形，但我有必要为我曾有过的结
局而哀痛……当你跟自己的身体说再见时，……你也是在跟
过去的生活方式告别（弗兰克，1991，P. 37）。

　　我想说，在这种"过去的丧失"中，退化性疾病和根除术过程不
仅代表患者陈述生活的一个插曲，也代表这种陈述的中断，他们在此
陈述中造成了患者存在于这个世界上的永久性转换。

　　［104］关于躯体的本体论的有趣讨论见帕里格雷诺和托马斯玛
（Pellegrino & Thomasma，1981，PP. 107～108）。

　　［105］看起来此处存在着与马丁·海德格尔（1962，PP. 42～
43）对工具故障分析的相似之处。工具的故障揭示了某种基本的意识
结构，正常情况下这一结构没有描述清楚。此外，出现故障时，工具
变得引人注目和碍事（正如生病时的身体）。

　　［106］参见第二章"病患"的讨论。

　　［107］应该指出这一点与活生生躯体的感性层面是有区别的，在
那里躯体不是单独的存在而是作为一个意识的统一体。也就是说，在活
生生的躯体层面，身体各部位和感觉的差异在主体的广泛参与中，形成
了一个统一体。进一步论述见劳林森（Rawlinson，1986，PP. 42～43）。

　　［108］胡塞尔（1989，P. 167）指出，躯体在其中是独特的，但
我可以针对所有其他客体变换位置，我没有能力将自己从躯体中抽离
出来，反之亦然。

　　［109］在这方面，恩格尔哈德（1973，P. 41）提出：身体的各
个器官在属于我这个意义上是有所不同的。鉴于我自己和所有可替换
的器官之间有可能存在着距离，于是，神经系统的意义就是独一无二
的，因为它不能被置换并与我相分离。的确，人们常常体验到对神经
系统的根本性依赖。在我《多发性硬化症中的身体》（图姆斯，
1992）一文中，我曾提出这种根本性依赖的感觉在中枢神经系统紊乱
时尤为突出，在那种情况下患者会具体体验到不能把他自身与其功能
失常的躯体相分离。

　　［110］在这方面，萨特关于个性化的偶然必要性的论述可能为那

些患上无法治愈的慢性疾病的患者提供了一个肯定的回答。对这类患者来说，让他们感觉生活仍有某些方面是处于自身控制之下，这是极其重要的。萨特强调说，尽管患者可能对疾病过程的实际进程只有一点控制甚至失去控制，他们仍然保留选择如何回答对病情预测的自由，保留构成病情的偶然性的自由。在这方面，萨特不仅把个性化看作根本的限制，也看作是可能性。此外，既然所有的个性化都包含着根本限制，那么，由生病造成的这种限制就不应认为对于自我最终的完整性是"致命的"。不论身体受限到何种程度，一个新界定的自我还是可能得以构成。换言之，由病情造成的限制不是独一无二的。健康的躯体和生病中的躯体一样都是受限的主体，个性化的偶然必要性就是它本身。

[111] 在讨论一个人与医生相处的情况时，躯体"隐瞒的"表现可能被直接考察和讨论。然而（如第二章中提到的那样）用基本的方式仍难以理解这种现象。例如，一个人可以知道其生物机体出现某种特别的失调——比如，冠状动脉损伤，但他并不能直接体验这种损伤。即使通过动脉镜看到并给患者指出这种损伤，这仍是无法表达的。患者所体验的只是其影响。冠状动脉（及其损伤）代表着一种隐藏的和威胁性的存在。

[112] 萨克斯（1984）已经提供了对这种方式的生动描述，用这种方式，身体被体验为异己的，而且按他腿部受伤的自述中还原为"客观性质"。这的确很有趣，我也曾注意到由于运动肌控制能力逐步丧失而导致与我身体类似出现疏离感。看起来好像是我无法用意志来控制双腿，使得我感到与它们分离，而且它们也与我相分离。例如，我注意到，当我坐在椅子上并试图抬起腿时，我对自己说"这双腿"而不是"我的"腿将不会动了。既然它们已不再受我控制，我自然感到与它们疏离开来。

[113] 显然，在急性病中，当康复已现端倪（尽管还可能再发生新的病症）时，这种与身体的疏离感更容易消除。然而，在慢性疾病中，由于无望恢复正常功能，与身体的疏离感就要深刻得多。

[114] 弗兰克（1991）在一次心脏病发作后，与其医生交谈时描述了这种体验：

我们好像讨论输出有问题的计算机那样谈论着我的心脏。"它"出了问题。我们的谈话要比我与大多数汽车修理工进行的谈话要出色得多，但这只是因为我和医生都含糊其辞。他不像我的修理工那样专业。我对心脏的了解要比车子多，但这台"引擎"在我体内，因此我更不情愿去听损伤范围（弗兰克，1991，P.10）。

[115] 有关急性慢性疾病的不同体验的讨论见詹宁斯及其他人的著作（Jennings, et al, 1988）。作者提出，慢性疾病不能概括为一种异常状态，这种状态与其"正常"状态是一种暂时的、可复原的分离。因此，慢性疾病患者不能将其病情视为体内的"异己存在"，而不得不将其病情与日常生活结合起来。那么，有个困难就是，认识到一个人的病情并非是"将被打败的入侵者"，而是其余生中要处理和经历的某种东西。作者表明，了解急性和慢性疾病之间的这种差异对于治疗慢性疾病有重要意义。

[116] 参阅前面的部分，以及萨特的论述（1956a，P.455）。

[117] 关于这一点的详细说明见黑兹利奇（Herzlich）和皮内特（Pierret）（1987，PP.69～97）的论述。

[118] 有关讨论和相关知识可见于舒尔兹和勒克曼（1973，PP.243～331），也可见于第一章。

[119] 普拉奇（Plügge）提到，这种体验总是使人感到身体的病理学骚乱：

如果我的心脏在我的胸内重得像块石头，我同时就会更多地去反思这种心脏喘息的体验，尽管事实上它的活动似乎是独立自主的。此时这种体验也进入先前未被注意的存在。但存在高于和超越体验。不管怎么样，在病理学中这是一个规则，我所有的每一件事情都在困扰着我。

一个人必须面对其身体突然出现的症状。我非常及时地注意到了在我身上的皮疹，它使得我在它的控制之中。有和被拥有的辩证关系几乎总是与非确定性、焦虑、困惑和初期的反应，以及极力地解释这种皮疹的意义联系在一起的

（Plügge，1970，PP. 305～306）。

[120]　关于流行的生物医学模式以这种方式支持患者患病这一观点的讨论，可见于恩格尔（1976，PP. 127～131）。

[121]　关于盲人生活空间的具体描述见胡塞尔（1990）的论著。

[122]　查尔斯·西尔伯曼（Charles Silberman，1991，P. 14）指出，最近的研究发现，来自加州大学洛杉矶分校和哈佛的教学医院的医生或低估或没有认识到患者的功能失调达66%。

[123]　然而，它似乎是随着不同的文化而变化，即使恩格尔指出，就我们所能知道的，无助的姿态是普遍的。

[124]　这并不是暗示，那些残疾人在他们独处时没有体验到害羞。戈夫曼（Goffman）有下列很好的说明：

> 我终于站起来了……并再一次学习步行，有一天，我拿着玻璃杯在镜子面前看着我自己，这是我一个人的时候。当我第一次看着自己的时候，我不想让任何人知道我的感受如何。没有喧哗，没有呐喊；当我看着自己时，我没有尖叫与生气。我只是感到麻木，那在镜中的人不可能是我。我内心感觉自己像一个健壮的、普通的、幸运的人——呵，根本不像镜中之人！还有，当我的脸离开镜子回头再看自己的眼睛时，有种强烈的羞愧感……当时我没有哭泣或作声，让我把这些讲给别人听是不可能的，我发现的疑惑和恐慌便此时此刻藏于我心，当单独面对时，这一切将长时间地继续下去（Goffman，1963，PP. 7～8）。

[125]　这是非常有趣的现象，有研究表明，急性疾病患者比慢性疾病患者更可能放松对自身的控制。莱德（Lidz, et al, 1983, PP. 539～593）发现，对治疗决策的被动和冷淡是急性疾病患者的一个特征，而慢性疾病患者则更活跃地参与治疗决策。

[126]　尽管我没有在这种背景下打算提供一个明确的个人身份，但这是很清楚的，我们是一个比身体包含有更多东西的概念，它包括我们承担的各种角色、与其他人的关系、内部的活动、计划、目标、

渴望等这些方面。换言之，它与我们"在世界中的存在"合为一体。

[127] 那些曾患过病的医生所写的文章表明，体验确实会对移情理解产生一种影响。下面的文字引述了一个临床医生所写的关于外伤的体验，说明了他获得的领悟。

> 在医院实习期间，一年到头都在从事医学工作，我总以为我是一个敏感的医生。我能够与我的患者交谈，看出他们的需要，并尝试满足他们。我的经验告诉我，理想中的那种感觉少得可怜。为了做一个理想的敏感医生，治疗患者的医生至少必须体验一些类型的病患和经历一定程度的医学护理，我对此观点持怀疑态度。我们的触角仅仅能够对每天送过来的患者的大量信号做出探测和反应。这些信息并没有集中于更好提高我们诊断和治疗的能力，而是集中于提高了我们独一无二的感受和帮助人类存在的能力……成为一个患者……允许一个人内在化，并做出严谨、具体的意识和反应，正是这种意识和反应使得一个医生能够更好地治疗他面前的患者（Zaret，1987，PP. 410～411）。

> 毋庸置疑，体内正在进行的生病过程为洞察病情究竟意味着什么提供了最好的途径，通过集中关注日常生活中的体验，正是这些体验为躯体（或心理）所发生的功能失常提供了线索，并且也为建立一个共享的意义世界提供了共同基础，由此，我们有可能建立一种移情理解。

[128] 包括在这一章节中的一部分材料发表在图姆斯的《病患的意义：医患关系的现象学探讨》（1987）一书中。

[129] 我们已经提到过，知道支配身体有限性也显然是有益于健康的。然而，病患使人更加强烈地认识到一个人对于躯体完整性的维持只有有限的控制程度。

[130] 应当强调，那种存在焦虑、担心、恐惧等情感是对由病症引起的确定性的丧失和生存威胁的一种反应。因此，这并不只是与严酷的状况或治疗措施的关键性质有关。正如一个外科教授对他的学生评论道："仅有这个'小手术'是在其他人身上也能做的手术。"

[131] 例如，卡塞尔（1985a，P. 30）提到，他的一个患者在被诊断为患有乳腺癌后说的第一句话就是："我明白了，我正在受惩罚。"卡塞尔进一步提到，医生通常告诉这个患者，乳腺癌并不是对某些行为的惩罚，但这是毫无用处的，因为这方面的信念和意义已组成了该患者的一部分。拉利（Larry）和桑德·丘吉尔（Sandra Churchill，1989，P. 1127）业已指出，生病与道德的越轨联系在一起并不是非同寻常的。的确，那些在身体的重要部位，如面部或外生殖器上患有癌症的人，似乎是特别易于把病因归于某种行为，如过度虚荣或对婚姻不忠的报应。作家也认为，把这些观念看作是非理性的，那是不切实际的做法，因为患者的观念是紧紧与疾病的个人意义问题联系在一起的。因此，这种观念不是非理性的（irrational）而是与理性无关的（nonrational）。事实上，在艾滋病的个案中，认为艾滋病是上帝惩罚的直接结果的看法，在我们的文化中相当广泛（尤其或许在那些没有患过这种病的人更是这样认为）。

[132] 的确，雷德（Leder，1990b）令人想起，这种控制的丧失是整体性的——个体感到与宇宙失去了协调，在那里他或她已违背了宇宙的次序。

[133] 萨克斯（Sacks，1983）指出，这种对完全恢复健康的渴望并不只是医学科学进步的结果（虽然我相信这种进步提高了患者预期恢复健康的可能性）。

> 我们每个人都有一种基本的直觉感受：我们曾经是完整和健康的、自由自在的、安宁的、在地球家园中的；我们存在的基础结合成为一个整体；然后我们又失去这种最初的、幸福的、单纯的状况，感受到现在的疾病并深受折磨……
>
> 我们也许最有希望在那些人中找到这种最强烈的观念，他们或者正在遭受临死前的折磨，处于生病以及极端的痛苦中，或者一生已被失去或浪费的东西所耗尽，并且在最后的关头希望能有所补救。这些人或患者在绝望的边缘来找牧师或医生，为了缓刑、解救、新生、赎罪，可以相信任何事情……这种感觉，丧失的是什么，必须找到什么，本质上是一个形而上学的一个问题。如果我们要阻止患者对这种形而

上的寻找，并问他，你究竟希望或寻求的"是什么"？他不会给我们列出一张项目的表格，而是说，很简单，就是"我的幸福""我失去的健康""我以前的状况""一种现实的感觉""感到充实地活着"等。他不再渴望这些事情或其他事情；他只是渴望事情有一个总体上的变化，渴望每件事以曾有过的方式再一次平安无事和不被损伤（Sacks，1983，P. 27）。

[134] 作为病症的一种直接结果从而向"客观地位"的转变，这可能将它自己暴露在陌生人或家庭成员的"注视"中，公开了病情，必引起对失调的客观躯体的明确关注。

[135] 帕里格雷诺（Pellegrino，1979b，P. 45）论证道，由疾病造成的脆弱性是极为独特的，因为我们处理它的能力严重不足。即虽然其他的状况（如坐监、经济被剥夺如此等等）也剥夺一个人行动的自由，但只要有"健康"的话，我们通常都感到自己能够应付处理这些脆弱的状况。可见，健康被认为是一种达到自由和其他根本价值的一种手段。

[136] 关于这一点的阐释可见于罗塞保姆（Rosenbaum，1988）公布的自传性描述。罗塞保姆医生也提到，对患者来说，即使医生所告诉他的东西与他自己的体验相矛盾，他还是勉强同意了医生对他的治疗。

> 我真的没有注意到在肌肉上有什么不同，但我不愿意伤害她的感情。虽然是沉默，但它是患者的一种共同反应：不要去违背医生，他或她（指医生——译者）也许就此会讨厌你并不好好照料你。我为这种看法大吃一惊。我以前就知道了吗？（Rosenbaum，1998，P. 26）

[137] 关于医学中不确定性整个问题的杰出讨论可见于西柏曼（Silberman）的《医学中的危机》；还有卡兹（katz，1984，PP. 165～206）。

[138] 在这方面，帕里格雷诺（1979，PP. 169～194）论证了，一个临床判断由以下三个普通的问题所构成：什么可能出错？我们能

做些什么？我们应当做些什么？他认为，"对于一个特定患者的一个正确的治疗行为"通常包括：在科学上看来是有利的决策，医生认为是合适的，患者认为是最好的。对于这些问题的回答，"我们应该做些什么？"取决于患者生活情境中的许多因素，特别是必须考虑患者的价值系统。

[139] 萨特（Sartre，1956b）的短故事《墙》是对这一点的最好说明。

[140] 指出下面这点是非常重要的：这些特征不只是伴随疾病状况的"心理学的影响"——并因此认为是心理的而不是生理范围的。例如，"熟识世界的丧失"（与空间和时间感的破坏）就不是一个"心理学的"问题。相反，这些丧失是构成人类整个病患体验必不可少的元素。我们必须关注这一部分体验。

[141] 关于移情性质的讨论见胡塞尔（1989，PP. 170 ～ 180，208ff.，239ff.，362ff.，381ff.），舍勒（1970）、斯特恩（1970）、赞纳（1981，PP. 181 ～ 241）。

关于移情性质及其他在临床情境中的应用，见卡兹（1963）。

[142] 应当指出，在这些情况下，虽然把身体当作一种纯粹的生理学的实体来理解，但极少当作"神秘"的东西来体验。相反，焦点集中在他或她生理躯体的机制上，医学上只是把它当作这个人身体的一个例子来理解，因而觉得没有必要从自我出发来体验这种生存的异己感。当然，把身体当作一种纯粹的生理学的实体可能会产生生存的焦虑。所以，一些医学生敏感地怀疑自己患了正在研究的多种疾病中的一种或其他病（即"医学生神经症"）。在《一颗平静的心》这本书中，米歇尔·哈尔伯斯坦（Michael Halberstam，执业内科医生和心脏病专家）鉴于这种在部分医学生中的存在焦虑是相对少见的，而它在执业医生中又是共同的，于是，他做了一项有趣的观察研究：

> 仅仅做了几年的临床工作，医生们就变得心神不定，他们意识到，死亡和病患并不是只发生在其他人身上，而是同样会发生在所有人身上……终究，35 岁和 40 岁的律师、教授和农民突然死亡，每一个执业医生都明白了这种使人痛苦的事情。周而复始，他又听到了同龄的患者讲述他们首先是

怎样忽略了胸闷，最后导致破坏性胸痛的事情。日复一日，他探视了住院的同龄心脏病患者，观察他们那由于医学的恩惠而保持正常的脉搏和血压。时复一时，医生阅读了关于压力、关于困难的著作，关于胆固醇以及牺牲的18～20岁军人中已发现的冠状动脉病等医学文献。一分复一分，他感到自己脉搏的跳动、血压的悸动和寂静的生命潮流，就像是一个机修工。在做礼拜时，他的耳朵能捕捉到一个出故障的汽化器所发出的声音，医生也总是在工作之余会转向关注他自己身体的运转，为他自己胸内的压迫感和疼痛做好准备，那正是他上百次听他的患者描述过的事情。

据我所知，有一位在一间大医院冠心病护理组工作的可爱的护士，她接二连三地与心脏病学家和心脏病住院医生临时外出工作，直到她发现整个过程是如此令人惊骇时为止。她解释道，在那些日子里，他们都强烈地体验到心悸，都有一种不规则的心跳、急速的脉搏和头痛，并且倾向于把这些想象的证据解释成为冠心病的信号（Halberstam & Lesher, 1976, PP. 42～43）。

这本书从患者和主治医生的角度出发，对心脏病发做进行了有趣的叙述。

[143] 在按照自然主义的态度解释那种体验以前，医生应以自然的态度，按照患者对日常生活的前科学理解来明确地关注患者的生活体验。

[144] 这是绝不能的，认为有可能完全理解另一个人的体验的意义，它也绝不能被否认，即躯体活生生的体验在病情中发生了变化。例如，萨克斯（1984, P. 202）指出，虽然他尽力去想象和移情他能够设法进入帕金森病患者的体验，但他最终却不能够如此做。他说，只要不存在帕金森病，一个人就不能"想象"帕金森病。然而我的建议是，鉴于一个人不能完全领悟帕金森病的体验，但他却能够"想象"某些事情（尽管是不完全的），这些事情对于一个人的存在——失调代表了这种存在——构成了深刻的威胁。他能够这样做，因为躯体活生生的体验为他提供了线索。

[145] 的确，西柏曼（1991，P. 15）引用了贝克曼和弗兰克的一项研究而发现，平均说来，医生在患者开始讲话的 18 秒后就开始打断患者，并且在调查仅仅完成 23％时，患者就会结束他们的陈述。

[146] 在这方面，卡塞尔（1985a，P. 15）指出，住院患者（尤其是住在教学医院内的患者）已被"训练"成用医生喜欢听的方式来讲述他们的故事（或说明病史）。即患者倾向于强调那些在医生看来似乎是重要的发现，而不是个人感到意义重大的东西。

[147] 在这方面，胡塞尔已经注意到，一个人也许会在这两者之间做出区分，一种是突出重点的态度，它面对"客观世界"中的科学主题（"科学态度"），另一种就是"个人态度"。在"个人态度"中，注意力面对个人亲自拥有的体验的意义：

> 在个人的态度中，兴趣是直接面向这些人，他们的行为是针对世界，针对这个处于突出地位的人拥有意识的方式，对他们来说，这种意识是指无论他们意识到什么，他们总是存在着，也针对这个特定客观的感觉，后者只有在他们对它的意识中才有。正是在此意义上，所说的问题不是指实际存在的世界，而是对于这些人才有效的特定世界，对他们来说，这个世界似乎具有特定的性质，他们就认为确实有这些性质。问题是，作为人，他们如何表现出行动和激情——如何激发他们个人特有的行动，如感觉、记忆、思考、评价、制订计划、恐惧、吃惊、防御自身、进攻等。人仅仅只被他们意识到的东西所激励，并且借助于这个方式，对于他们来说，这个（意识的对象）存在于他们对它的意识中，借助于它的感觉——对他们来说，它是多么有效或无效（胡塞尔，1970a，P. 317）。

为了清晰地关注患者生病的故事，医生应采取"人的态度"。

[148] 正如在第二章中指出的那样，在"病患"的层面上，患者将解释意义赋予病情活生生的体验。然而，我们应该记得，患者的病患概念与医生的疾病概念是有显著区别的，前者理解为疾病，后者则理解为疾病状态。

[149] 在这方面，注意一下哥伦比亚大学利塔·恰农博士的教学尝试是非常有趣的。恰农为二年级医学生开设一门课程，它致力于讲授"移情态度"。这个课程把患者的声音和世界介绍给学生——它所面临的挑战就是"使学生放弃自己那所谓不偏不倚的客观态度，而他们所接受的绝大部分课程却不可避免地培育了这种态度，通过使学生与患者打成一片，从而解除了患者的戒备心理或使患者不再觉得自己是无能的"（恰农，1989，P. 139）。在这个课程中的一个重要练习就是让学生采访慢性疾病患者。患者被鼓励讲述他或她的生病故事，学生则被指导如何将注意力集中于患者自己对病情的理解以及了解它是怎样改变患者生活的。访谈后，要求学生用患者叙述的声音记下患者对病情的描述。为了要求学生通过写作认识和接受患者的声音，恰农提到她要求学生寻找患者的理解，患者在谈到一系列事件时所表现出的中心主题，以及最终这个患者赋予它的意义。这个练习实现了许多目标：学生评论道，写下这些故事使他们能感受到患者体验中的某些事情，比较从同一访谈中记下的故事，表明他们的注意力是有选择的，并且听者的个人立场也参与了其中。更为重要的是，学生变得更为关注患者对病情的理解、病情发生的生活背景、作为患者的痛苦经验，以及达到信念的多种方式。正如恰农所提到的：

> 想象力在医学实践中是一个有影响力的工具。医生的努力增加了移情，而移情又激发了想象患者立场的能力。这种交流依赖于叙述行为，依赖于患者讲故事的能力，以及依赖于获得和倾听信息的访谈技巧（恰农，1989，P. 137）。

恰农的观点是，医生的努力程度以移情理解的增加作为标志。这种理解并不仅是保证医生和患者之间的趋于一致（即承认患者作为一个人的独特性所在），而且是在患者独特的生活情境中理解患者的病情，以便使医生能设计最有效的治疗措施。

[150] 与这种看法持相反意见的一个例证可见于詹姆斯·H. 布坎南（James H. Buchanan）的《患者的遭遇：疾病的体验》（1989）。在这本书中，布坎南集中讨论了 16 种不仅已被诊断、治疗，而且让个体感到痛苦的疾病。在讲述每一个生病故事之前，布坎南先陈述了

教科书上关于这些疾病的描述。结果，这些患者的叙述清楚地显示，生物医学的描述根本没有切中这种病患体验或是由此带来痛苦的要害。

　　[151] 舒茨（1962f，P.318）指出，当然，还存在着其他的社会关系（例如同龄人世界、前任世界和继任者世界），但他论证道，面对面的关系是社会中最核心的关系。

　　[152] 舒茨指出，他人是既作为一个空间中有其位置的物质实体，又是作为具有心理生活的主体（心理生活是被理解而不是在最初的印象中给定），从一开始就呈现于我面前的。对于他人理解的讨论见胡塞尔（1989，PP.170ff）。

　　[153] 当然，应当指出，在预防医学的情况下（在这种情况下患者不会来找医生，因为他们还正在生病中），这种关系具有不同的特征。在这种关系中，医患关系的目的，不是身体完整性的恢复，而是健康的维持。然而，我认为，这种类型的医患关系是一种派生关系，而医患关系是如此描述的这一种。

　　[154] 这种强调重点的差别很好地反映在戴维·拉宾医生的陈述上，他写下了患外侧肌萎缩硬化症的体验：

> 我来到因医治外侧肌萎缩硬化症经验丰富而著称的医疗中心。那儿的诊断和技术技巧是一流的，是当之无愧的、名副其实的。神经科医生严格诊断并熟练地获得一个无可辩驳的诊断结果。但我的失望源自他那不受个人情感影响的方式。他表现出对我作为一个人的方面不感兴趣，甚至没有敷衍地问及一下我的工作。他没有指导我应该做什么，具体地说，在日常活动中应如何做——或者，从心理学上来说，什么是更重要的，以便我鼓起勇气去面对一个进行性退化疾病。……我的医生提供给我的唯一东西是一本小册子，它陈列了令人可怕的细节，那是我早已烂熟于心的东西……我仍记得，只有一次在我们的会谈中他似乎变得很活跃。当时他根据所收集到的病例为我做出了一条死亡率曲线。他说，"非常有趣，三年以后将会突破这个斜度"（拉宾，1985a，P.32）。

[155] 正如马撒·温曼·利尔（Martha Weinman Lear）谈到她那作为医生的丈夫在与心脏病做抗争时所说的：

> 它是医学声音的吐露。正是这种堪称一流的外科思维要求有一个他可以以他熟练的技巧来对付的敌人、对手，病理学上可以识别的死亡力量和疾病。
>
> 他们被训练成喜欢面对那拟人化的疾病。一些疾病是你不能征服的敌人：晚期癌症、不变的进行性退化。另一些则是引起伤害的小战斗——嗜睡、简单的前列腺和肾结石，患者对付它们很容易取胜，但很可能出现不幸结局，甚至会走向死亡。
>
> "我的对手在哪儿?"没有一点东西，没有病菌，没有肾结石，没有癌症或感染。对他来说，这是一个使他耗尽精力、充满痛苦和挫折的过程，然而，他要与之积极斗争，正如他已被训练去做的那样（利尔，1980，P. 152）。

[156] 的确，麦克威尼（McWhinney，1978，P. 299）指出，对医学中"客观"知识和占优势的机械论价值的强调超过了医学中的其他价值，从而导致了不适当的惯例检查、不必要的精确、似是而非的客观化重复的会诊、有选择地对于信息的疏忽和不恰当的标准。他提议，即使是被推荐的技术有确凿无疑的利益，但是当它们的价值越过其他的人类价值而又没有任何实在的净利益的话，那么，这种技术也是伤害人的。

[157] 在记下他在医学院的体验时，佩里·克拉斯（Perri Klass）做了一个有趣的观察，即临床日常用语显示出一种把对治疗上的任何失败反应之责任都归咎于患者（而不是医学的局限）的倾向。

> 你绝不能说，患者的血压下降了或他的心肌酶升高了。取而代之的是，患者总是动作的主体："他降低了他的血压。""他提高了他的酶素。"……当化学疗法治疗巴克夫人的癌症失败的时候，我们会说"巴克夫人缺少化学治疗"（克拉斯，1987，P. 72）。

关于这点进一步详尽的阐释可见唐奈（Donnelly）的论著（1986，PP. 81～94）。

［158］作为一个带着不治之症，特别是患了多发性硬化症的人来说，我能够证明这样一个事实：医生的参与在帮助患者恢复控制和应付病情的现实中是极其重要的。没有医生的这种部分参与，患者在面对环境时常常会感到无助。

［159］琼·克拉格（Jean Craig, 1991）关于她丈夫致命性病情的描述，生动地反映了医生对濒死患者的支持是多么的重要（并且当患者感觉到医生对他已失去兴趣时，其破坏性又是如此之大）。

使慢性疾病患者和濒临死亡的患者感到他们不仅仅只是"医学意义上的存在"，这是非常重要的。即使医生不能在治疗的意义上"做任何事情"，亦即用某种方式根除或阻止疾病过程，他们也能够鼓励患者做斗争。这太常见了，"希望"就等于"治愈"的目标，因此，不能被治愈的患者就被认为是"无希望的"。

［160］相反，图尔明（Toulmin, 1976, PP. 46～47），说，作为生物医学的科学家，医生的理解像所有的科学理解一样，依然是完全普遍化的："他的问题——作为科学的——完全是关于这个大脑、肝脏等普遍性问题，实际存在的情况就是如此，他在特定患者身上的兴趣将是很少和偶然的：他在实验动物或试管中能够做的大多数研究才是更好的。"恩格尔哈德（1982，P. 53）认为，我们必须在这种基础科学（在其自己的范围内能够做出非常成功的解释和预言）与另一种基础科学（从属于社会目标和个人利益，正是这种目标和利益使得医学作为一门应用科学）做出区分。他认为，临床态度和基础科学的态度都是单方面的、不安全的——那就是说，它们彼此需要。医学发展出解释模型以便更好地面对患者的倾诉——前者对于后者来说是次生的。

［161］帕里格雷诺（1979a）、卡塞尔（1977；1982）和其他人（恩格尔，1987；麦克威尼，1986）认为，确实，医学有两个责任：解除人类的痛苦和延长人类的生命。既然后者并不总是可能，前者就显得相当重要。

参考书目

[1] ASCH A, FINE M. Introduction: beyond pedestals [M] // ASCHA, FINE M. Women and disabilities. Philadelphia: Temple University Press, 1988:1 – 37.

[2] ALSOP S. Stay of execution [M]. Philddelphia: J. B. Lippincott Company, 1973.

[3] BACHELARD S. A study of husserl's formal and transcendental Logic [M]. Trans. LESTER EMBREE. Exanston: Northwestern University Press, 1968.

[4] BARON R J. An introduction to medical phenomenology: i can't hear you while I'm listening [J]. Annals of internal medicine, 1985, 103:606 – 611.

[5] BARON R J. Bridging clinical distance: an empathic rediscovery of the known [J]. The journal of medicine and philosophy, 1981, 6:5 – 23.

[6] BASS M J, et al. The natural history of headache in family practice [M]. Singapore: Paper presented at the World Organization of National Colleges and Academies of General Practitioners, 1983.

[7] BALL T D. Search for wholeness: the adventures of a doctor-patient [J]. The pharos of alpha omega alpha-honor medical society, 1991, 54(1): 28 – 31.

[8] BICHAT X. Pathological anatomy, preliminary discourse [M] // CAPLAN A L, et al. Concepts of health and disease: interdisciplinary perspectives. Reading, MA: addison-Wesley, 1981:167 – 173.

[9] BLACKLOCK S. The symptom of chest pain in family practice[J]. The journal of family practice,1977,4:429 - 433.

[10] BOSCH G. Infantile autism:a clinical and phenomenological investigation taking language as a guide[J]. Trans. JORDAN D,et al. PsycCRITIQUES, 1970,17(9).

[11] BRODY H. Stories of sickness. New Haven:Yale University Press, 1987.

[12] BRUNER J. Life as narrative[J]. Social research,1987,54:11 - 32.

[13] BUCHANAN J H. Patient Encounters:The Experience of Disease [M]. Charlottesville:University Press of Virginia,1989.

[14] CARR D. Time, Narrative and history [M]. Bloomington: Indiana University Press,1986.

[15] CARSON R. Care and research:anfinomy or complement [M]// VAN EYS J,et al. The common bond:the UT system cancer center Code of ethics. Springfield:Charles C. Thomas publisher,1986:47 - 55.

[16] CASEY E S. Imagining:a phenomenological study[M]. Bloomington: Indiana University Press,1976.

[17] CASEY E S. Imagination and phenomenological method[M]//ELLISTON F A,et al. Husserl:expositions and appraisals. Notre Dame:University of Notre Dame Press,1977:70 - 82.

[18] CASSELL E J. Clinical technique. vol. 2 of talking with patients[M]. Cambridge:The MIT Press,1985a.

[19] CASSELL E J. Illness and disease[J]. Hastings center report,1976,6: 27 - 37.

[20] CASSELL E J. Quality of life is a personal choice[M]// VAN EYS J,et al. The common bond:the U. T. system cancer center code of ethics. Springfield:charles C. Thomas,1986:57 - 65.

[21] CASSELL E J. The function of medicine[J]. Hastings center report, 1977,7(6):16 - 19.

[22] CASSELL E J. The healer's art [M]. New York:J. B. Lippincott Company,1966.

[23] CASSELL E J. The nature of suffering and the goals of medicine[J].

The new england journal of medicine,1982,306(11):639 - 645.

[24] CASSELL E J. The nature of suffering [M]. New York: Oxford University Press,1991.

[25] CASSELL E J. Recognizing suffering[J]. Hastings center report,1991, 21(3):24 - 31.

[26] CASSELL E J. The subjective in clinical judgment [M]// ENGELHARDT H T Jr,et al. Clinical judgment:a critical appraisal. Dordrecht:D. Reidel,1979:199 - 215.

[27] CASSELL E J. Talking with patients,vol. 1:the theory of doctor-patient communication[M]. Cambridge:The MIT Press,1985b.

[28] CASSELL E J. Letter to the author,1983.

[29] CHARON R. Doctor-patient/reader-writer:learning to find the text [J]. Soundings:an Interdisciplinary joumal,1989,72:137 - 152.

[30] CHURCHILL L,C HVRCHILL S. Storytelling in medical arenas:the art of self determination[J]. Literature and medclicine,1982,1(1):74 - 81.

[31] COHEN H. The evolution of the concept of disease[M]// CAPLAN A L,et al. Concepts of health and disease:interdisciplinary perspectives. Reading,MA:Addison-Wesley,1981:209 - 219.

[32] CRAIG J. Between hello and goodbye[M]. Los Angeles:Jeremy P. Tarcher Inc,1991.

[33] DONNELLY W. Medical language as symptom:doctor talk in teaching hospitals[J]. Perspectives in biology and medicine,1986,30:81 - 94.

[34] ELDER A,SAMUEL O. While i'm here,doctor:a study of change in the doctor-patient relationship[M]. New York:Tavistock Publications,1987.

[35] ENGEL G L. Commentary on schwartz and wiggins:science,humanism, and the nature of medical practice [J]. Perspectives in biology and medicine,1985,28(3):362 - 366.

[36] ENGEL G L. Physician-scientists and scientific physicians:resolving the humanism-science dichotomy [J]. The american journal of medicine,1987,82(1):107 - 111.

[37] ENGEL G L. The care of the patient:Art or science? [J]. The johns hopkins medical journal,1977,140(5):222 - 232.

[38] ENGEL G L. The need for a new medical model: a challenge for biomedicine[J]. Science,1977,196:129 – 136.

[39] ENGEL G L. Too little science: the paradox of modem medicine's crisis [J]. The pharos of alpha omega-alpha-honor medical society. 1976, 39:127 – 131.

[40] ENGELHARDT H T Jr. Husserl and the mind-body relation[M]// DON IHDE, et al. Interdisciplinary phenomenology. The Hague: Martinus Nijhoff,1977:51 – 70.

[41] ENGELHARDT H T Jr. Ideology and etiology[J]. The journal of medicine and philosophy,1976,1:256 – 268.

[42] ENGELHARDT H T, Jr. Illnesses, diseases, and sicknesses[M]// KESTENBAUM V. The humanity of the ill. Knoxville: University of Tennessee Press,1982:142 – 156.

[43] ENGELHARDT H T Jr. Mind-body: a categorial relation[M]. The Hague: Martinus Nijhoff,1973.

[44] ENGELHARDT H T Jr. Pain, suffering, addiction and cancer[M]// C. STRATTON HILL Jr, et al. Drug treatment of cancer pain in a drug oriented society, vol. 11. advances in pain research and Therapy. New York: Raven Press. 1989:71 – 79.

[45] ENGELHARDT H T Jr. The disease of masturbation: values and the concept of disease[J]. Bulletin of the history of medicine,1974,48: 234 – 248.

[46] ENGELHARDT H T Jr. The subordination of the clinic[M]// GRUZALSKI B, et al. Value conflicts in health care delivery. Cambridge: Ballinger Publishing,1982:41 – 57.

[47] FEINSTEIN A R. Clinical judgment[M]. New York: Robert E. Krieger Publishing Company,1967.

[48] FOUCAULT M. The birth of the clinic: an archaeology of medical perception[M]. Trans. A. M. SHERIDAN SMITH. New York: Vintage Books,1975.

[49] FRANK A W. At the will of the body[M]. Boston: Houghton Mifflin Company,1991.

[50]GALLAGHER SHAVN. Lived body and environment[J]. Research in phenomenology,1986,16(1):139－170.

[51]GOFFMAN E. Stigma:Notes on the management of spoiled identity[M]. New Jersey:Prentice-Hall inc,1963.

[52]HALLBERSTAM M J,LESHER S. A coronary event[M]. Philadelphia:J. B. Lippincott Company,1976.

[53]HANNA W J,ROGOVSKY B. Women and disability:stigma and"the third factor". Unpublished paper,department of family and community development[M]. College Park:University of Maryland,1986.

[54]HEELAN P. Hermeneutics of experimental science in the context of the life-world[M]// IHDE D, et al. Interdisciplinary phenomenology. The Hague:Martinus Nijhoff Publishers,1973:7－50.

[55]HEIDEGGER M. Being and time[M]. Trans. MACQUARRIE J,et al. New York:Harper and Row Publishers,1962.

[56]HERZLICH C,PIERRET J. Illness and self in society[M]. Trans. FORSTER E. Baltimore:The Tohns Hopkins University Press,1987.

[57]HULL J M. Touching the Rock:An experience of blindness[M]. New York:Pantheon Books,1990.

[58]HUSSERL E. Appendix III:the attitude of natural science and the attitude of humanistic science. Naturalism,dualism and psychophysical psychology[M]// Trans. CARR D. The crisis of european sciences and transcendental phenomenology:An IntPoduction to Phenomenological Philosophy. Evanston:Northwestern University Press,1970:315－383.

[59]HUSSERL E. Cartesian meditations:an introduction to phenomenology[M]. Trans. CAIRNS D. 7th ed. The Hague:Martinus Nijhoff Publishers,1982.

[60]HUSSERL E. Ideas:general introduction to pure phenomenology[M]. Trans. GIBSON W R B. London:Collier Books,1962.

[61]HUSSERL E. Ideas pertaining to a pure phenomenology and to a phenomenological philosophy:studies in the phenomenology of Constitution[M]. Trans. ROJCEWICZ R,SCHUWER A. Dordrecht:Kluwer Academic Publishers,1989.

［62］HUSSERL E. Phenomenology［M］// Encyclopaedia Britannica. 14th ed. New York：Encyclopaedia Britannica Inc，1929：699 − 702.

［63］HUSSERL E. The crisis of european sciences and transcendental phenomenology：an introduction to phenomenological philosophy［M］. Trans. CART D. Evanston：Northwestern University Press，1970.

［64］HUSSERL E. The phenomenology of internal time-consciousness［M］. Trans. CHURCHILL J S. Bloomington：Indiana University Press，1964.

［65］JENNINGS B，et al. Ethical challenges of chronic illness［J］. Hastings center report，1988，18（1）：1 − 16.

［66］KATZ J. The Silent World of Doctor and Patient［M］. New York：The Free Press，1984.

［67］KATZ R L. Empathy：Its nature and uses［M］. London：The Free Press of Glencoe，1963.

［68］KESTENBAUM V. The experience of illness［M］// KESTENBAUM V. The humanity of the ill. Knoxville：University of Tennessee Press，1982：3 − 38.

［69］KESTENBAUM V. The humanity of the Ill：phenomenological perspectives ［M］. Knoxville：University of Tennessee Press，1982.

［70］KLASS P. A not entirely benign procedure［M］. New York：Signet Books，1987.

［71］KLEINMAN A. The illness narratives：suffering，healing and the human condition［M］. New York：Basic Books，1988.

［72］KLEINMAN A，MENDELSOHN E. Systems of medical knowledge：a comparative approach［J］. The journal of medicine and philosophy，1979，3（4）：314 − 330.

［73］ KOHAK E. Idea and experience：edmund husserl's project of phenomenology in ideas I［M］. Chicago：University of Chicago Press，1978.

［74］KONNER M. Becoming a doctor：a journey of initiation in medical school［M］. New York：Viking Penguin，1987.

［75］KRAVETZ R E. Bleeding ulcer［M］// MANDE U H，et al. When Doctors Get Sick. New York：Plenum Publishing，1987：429 − 437.

［76］KUHN T S. The structure of scientific revolutions［M］. 2nd ed. Chicago：University of Chicago Press，1970.

［77］LAURITSEN K，et al. Effect of omperazole and cimetidine on duodenal ulcer：a double-blind comparative trial［J］. New england journal of medicine，1985，312（15）：958－961.

［78］LEAR M W. Heartsounds［M］. New York：Simon and Schuster，1980.

［79］LEDER D. Clinical interpretation：the hermeneutics of medicine［J］. theoretical medicine，1990，11（1）：9－24.

［80］LEDER D. Illness and exile：sophocles' philoctetes［J］. Literature and medicine，1990，9：1－11.

［81］LEDER D. Medicine and the paradigms of embodiment［J］. The journal of medicine and philosophy，1984，9：29－43.

［82］LEDER D. Toward a phenomenology of pain［J］. Review of existential psychology and psychiatry，1970，19（2）：255－266.

［83］LEIGH H，REISER M F. The patient，biological，psychological and social dimensions of medical practice［M］. New York：Plenum Publishers，1980.

［84］LIDZ C，et al. Barriers to informed consent［J］. Annals of internal medicine，1983，99（4）：539－543.

［85］LURIA A R. The man with a shattered world：the history of a brain wound［M］. Trans. SOLOTAROFF L. Cambridge：Harvard University Press，1972.

［86］LURIA A R. The mind of a mnemonist：a Little book about a vast memory［M］. Trans. SOLOTAROFF L. Cambridge：Harvard University press，1987.

［87］MACINTYRE A. After virtue［M］. Notre Dame：University of Notre Dame Press，1981.

［88］MANDELL H，SPIRO H. When doctors get sick［M］. New York：Springer US，1987.

［89］MCCULLOUGH L B. Thought-styles，diagnosis，and concepts of disease：commentary on ludwik fleck［J］. The journal of medicine and philosophy，1981，6（3）：257－262.

［90］MCWHINNEY I R. Are we on the brink of a major transformation of clinical method? [J]. Canadian medical association journal, 1986, 135 (8):873 - 878.

[91]MCWHINNEY I R. Changing models: the impact of kuhn's theory on medicine[J]. Family practice, 1983, 1(1):3 - 8.

[92]MCWHINNEY I R. Medical knowledge and the rise of technology[J]. The journal of medicine and philosophy, 1978, 3(4):293 - 304.

[93]MERLEAU-PONTY M. Phenomenology and the sciences of man[M]// EDIE J M. The primacy of perception. Evanston: Northwestern University Press, 1964:43 - 95.

[94]MERTEAU-PONTY M. Phenomenology of perception[M]. Trans. SMITH C. London: Routledge and Kegan Paul, 1962.

[95]MISHLER E G. The discourse of medicine: dialectics of Medical interviews[M]. New Jersey: Ablex Publishing corporation, 1984.

[96]MORGAGNI G B. The seats and causes of disease: author's preface[M]// CAPLAN A L, et al. Concepts of health and disease: interdisciplinary perspectives. Reading, MA: Addison-Wesley, 1981, 157 - 165.

[97]MULLAN F. Vital signs: a young doctor's struggle with cancer[M]. New York: Farrar, Straus and Giroux, 1975.

[98]MURPHY R F. The body silent[M]. New York: Henry Holt and company, 1987.

[99]NATANSON M. Edmund husserl: philosopher of Infinite Tasks[M]. Evanston: Northwestern University Press, 1973.

[100]NATANSON M. Introduction[M]// NATANSON M. The problem of social reality. vol. 1. alfred schutz: collected papers. The Hague: Martinus Nijhoff Publishers, 1962.

[101]NATANSON M. Literature, philosophy, and the social sciences: essays in existentialism and phenomenology[M]. The Hague: Martinus Nijhoff Publishers, 1968.

[102]NATANSON M. Philosophy and psychiatry[M]// STRAUS E W, et al. Psychiatry and Philosophy. New York: Springer-Verlag, 1969:85 - 110.

[103]NETSKY M D. Dying in a system of "good care": case report and analysis[J]. Connecticut medicine, 1977, 41(1):33 - 36.

[104] NOLAN C. Under the eye of the clock [M]. New York: St. Martin's Press, 1987.

[105] PERCY W. The message in the bottle [M]. New York: Straus and Giroux, 1954.

[106] PELLEGRINO E D, THOMASMA D C. A philosophical basis of medical practice: toward a philosophy and ethic of the healing professions [M]. New York: Oxford University Press, 1981.

[107] PELLEGRINO E D. Being ill and being healed: some reflections on the hounding of medical morality [M] // KESTENBAUM V. The humanity of the ill. Knoxville: University of Tennessee Press, 1982: 157 – 166.

[108] PELLERINO E D. The anatomy of clinical judgments: some notes on right mason and right action [M] // ENGELHARDT H T Jr, et al. Clinical judgment: a critical appraisal. dordrecht: D. Reidel Publishing company, 1979: 169 – 194.

[109] PELLEGXINO E D. The healing relationship: the architectonics of clinical medicine [M] // SHELP E. The clinical encounter: the moral fabric of the patient-physician relationship. Dordrecht: D. Reidel Publishing company, 1983: 153 – 172.

[110] PELLEGRINO E D. Toward a reconstruction of medical morality: the primacy of the act of profession and the fact of illness [J]. The journal of medicine and philosophy, 1979, 4(1): 32.

[111] PETERSON W L, et al. Healing of duodenal ulcer with an antacid regimen [J]. New england journal of medicine, 1977, 297: 341 – 345.

[112] PIAGET J. Genetic epistemology [M]. Trans. DUCKWORTH E. New York: Columbia University Press, 1970.

[113] PLÜGGE H. Man and his body [M] // SPICKER S F. The philosophy of the body: rejections of cartesian dualism. Chicago: Quadrangle Books. 1970: 211 – 293.

[114] RABIN D, et al. Occasional notes. Compounding the ordeal of ALS: isolation from my fellow physicians [J]. New england journal of medicine, 1982, 307(8): 506 – 509.

[115] RABIN D, et al. Compounding the ordeal of ALS: isolation from my fellow physicians[M]// RABIN P L, et al. To provide safe passage: the humanistic aspects of medicine. New York: The Philosophical Library, 1985:29 – 37.

[116] RABIN D, RABIN P. To provide safe passage: the humanistic aspects of medicine[M]. New York: Philosophical Library, 1985.

[117] RAWLINSON M C. Medicine's discourse and the practice of medicine [M] // KESTENBAUM V. Humanity of the ill. Knoxville: The University of Tennessee Press, 1982:69 – 85.

[118] RAWLINSON M C. The sense of suffering [J]. The journal of medicine and philosophy, 1986, 11(1):39 – 62.

[119] ROSENBAUM E E. A taste of my own medicine: when the doctor is the patient[M]. New York: Random House, 1988.

[120] ROUSSO H. Fostering healthy self esteem, part one [J]. The exceptional parent, 1984:9 – 14.

[121] SACKS O. Awakenings[M]. New York: E. P. Dutton, 1983.

[122] SACKS O. A leg to stand on [M]. New York: Summit Books, 1984.

[123] SACKS O. Clinical tales [J]. Literature and medicine, 1986, 5(1): 16 – 23.

[124] SACKS O. The disembodied lady[M]// The man who mistook his wife for a hat and other clinical tales. New York: Summit Books, 1985: 42 – 52.

[125] SACKS O. The lost mariner[M]// The man who mistook his wife for a hat and other clinical tales. New York: Summit Books, 1985:22 – 41.

[126] SACKS O. The man who mistook His wife for a hat and other clinical tales[M]. New York: Summit Books, 1985.

[127] SACKS O. The president's speech [J]. The new york Review of books, 1985:29.

[128] SARTRE J P. Being and nothingness: a phenomenological essay on ontology[M]. Trans. BARNES H E. New York: Pocket Books, 1956.

[129] SARTRE J P. The wail[M]// KAUFMANN W. Existentialism from Dostoevsky to Sartre. Cleveland: Meridian Books, 1956:223 – 240.

［130］SCARRY E. The body in pain［M］. New York：Oxford University Press，1985.

［131］SCHELER M. On the nature of sympathy［M］. Trans. HEATH P. Hamden：Archon Books，1970.

［132］SCHRAG C. Being in pain［M］// KESTENBAUM V. The humanity of the ill. Knoxville：The University of Tennessee Press，1982：101 – 124.

［133］SCHUTZ A. Choosing among projects of action［M］// NATANSON M. The problem of social reality. vol. 1. alfred schutz：collected papers. The Hague：Martinus Nijhoff Publishers，1962：67 – 96.

［134］SCHUTZ A. Common sense and scientific interpretation of human action［M］// NATANSON M. The problem of social reality. vol. 1. alfred schutz：collected papers. The Hague：Martinus Nijhoff Publishers，1962：3 – 47.

［135］SCHUTZ A. Language，language disturbances and the texture of consciousness［M］// NATANSON M. The problem of social reality，vol. 1. alfred schutz：collected papers. The Hague：Martinus Nijhoff Publishers，1962：260 – 286.

［136］SCHUTZ A. Making music together［M］// BRODERSEN A. Studies in social theory. vol. 2. alfred schutz：collected papers. The Hague：Martinus Nijhoff Publishers，1976：159 – 178.

［137］SCHUTZ A. On multiple realities［M］// NATANSON M. The problem of social reality. vol. 1. alfred schutz：collected papers. The Hague：Martinus Nijhoff Publishers，1962：207 – 259.

［138］SCHUTZ A. Reflections on the problem of relevance［M］// ZANER R M. New Haven：Yale University Press，1970.

［139］SCHUTZ A. Some leading concepts in phenomenology［M］// NATANSON M. The problem of social reality. vol. 1. alfred schutz：collected papers. The Hague：Martinus Nijhoff Publishers，1962：99 – 117.

［140］SCHUTZ A. Symbol，reality and society［M］// NATANSON M. The problem of social reality. vol. 1. alfred schutz: collected papers. The Hague: Martinus Nijhoff Publishers, 1962:287 – 356.

[141] SCHUTZ A. The homecomer[M]//BRODERSEN A. Studies in social theory. vol. 2. alfred schutz: collected papers. The Hague: Martinus Nijhoff publishers, 1976:106 – 119.

[142] SCHUTZ A. The problem of transcendental intersubjectivity in Husserl [M]//SCHUTZ I. Studies in phenomenological philosophy. vol. 3. alfred schutz: collected papers. The Hague: Martinus Nijhoff Publishers, 1975: 51 – 91.

[143] SCHUTZ A, LUCKMANN T. The structures of the life-word[M]. Trans. ZANER R M, ENGLEHARDT H T Jr. Evanston: Northwestern University Press, 1973.

[144] SCHWARTZ M A, WIGGINS O. Science, humanism, and the nature of medical practice: a phenomenological view[J]. Perspectives in biology and medicine, 1985, 28(3):331 – 361.

[145] SCHWARTZ M A, WIGGINS O. Scientific and humanistic medicine: a theory of clinical methods[M]//WHITE K L. The task of medicine, dialogue at wickenburg. Menlo Park: The Henry J. Kaiser Family Foundation, 1988:137 – 171.

[146] SCHWARTZ M A, WIGGINS O. Typificatfons: the first step for clinical diagnosis in psychiatry[J]. Journal of nervous and mental disease, 1987, 175(2):65 – 77.

[147] SILBERMAN C E. From the patient's bed. There are scientific as well as ethical reasons for increased involvement by patients in decisions about their own care[J]. Health management quarterly hmq, 1991, 13(2):12.

[148] SILLBERMAN C E. Forthcoming, crisis in american medicine[M]. New York: Pantheon Books.

[149] SILLER J, et al. Structure of attitudes toward the physically disabled [M]. New York: New York University School of Education, 1976.

[150] SIMMEL M L. Phantom experiences following amputation in childhood [J]. Journal of neurosurgery and psychiatry, 1962, 25(1):69 – 78.

［151］SOKOLOWSKI R. Husserlian meditations：how words present things ［M］. Evanston：Northwestern University Press，1974.

［152］SONTAG S. AIDS and its metaphors［J］. The new york review of books，1988，35：89 – 99.

［153］SONTAG S. Illness as metaphor［M］. New York：Farrar，straus and giroux，1978.

［154］STEIN E. On the problem of empathy［M］. Trans. STEIN W. The Hague：Martinus Nijhoff Publishers，1970.

［155］STETTEN D W. Coping with blindness［J］. New england journal of medicine，1981，305（8）：458 – 460.

［156］STODDARD S. The hospice movement：a Better way of caring for the dying［M］. New York：Stein and Day Publishers，1978.

［157］STRAUS E W. Phenomenological psychology：selected papers［M］. Trans. ERLING ENG. New York：Basic Books，1966.

［158］SYDENHAM T. Preface to the third Edition：observationes medicae ［M］// CAPLAN A L，et al. Concepts of health and disease：interdisciplinary Perspectives. Reading，MA：Addison-Wesley Publishing，1981：145 – 155.

［159］TEMKIN O. The scientific approach to disease：specific entity and individual sickness［M］//CAPLAN A L，et al. Concepts of health and disease：interdisciplinary perspectives. Reading，MA：Addison-Wesley Publishing，1981：247 – 263.

［160］THORN G W，et al. Harrison's principles of internal medicine［M］. 8th ed. New York：McGraw Hill，1977.

［161］TOLSTOY L. The death of ivan ilych［M］// PERRINE L. Story and structure. 5th ed. New York：Harcourt Brace Jovanovich，1978：502 – 544.

［162］TOOMBS S K. Illness and the paradigm of lived body［J］. Theoretical medicine，1988，9（2）：201 – 226.

［163］TOOMBS S K. The body in multiple sclerosis：a patient's perspective ［M］// LEDER D. The body in medical thought and practice. Dordrecht：Kluwer Academic Publishers，1992.

[164]TOOMBS S K. The meaning of illness:a phenomenological approach to the patient-physician relationship[J]. Journal of medicine and philosophy,1987,12(3):219 – 240.

[165]TOOMBS S K. The temporality of illness:four levels of experience [J]. Theoretical medicine,1990:11(3):227 – 241.

[166]TOULMIN S. On the nature of the physician's understanding[J]. The journal of medicine and philosophy,1976,1(1):32 – 50.

[167]TRENN T J. Ludwik fleck's on the question of the foundations of medical knowledge[J]. The journal of medicine and philosophy, 1981,6(3):237 – 256.

[168]UPDIKE J. From the journal of a leper[J]. The new yorker,1976,7: 26 – 33.

[169]VAN DEN BERG J H. A different existence:principles of phenomenological psychopathology[M]. Pittsburgh:Duquesne University Press,1972.

[170]VAN DEN BERG J H. The Phenomenological Approach to Psychiatry [M]. Springfield:Charles C Thomas Publisher,1955.

[171]VIRCHOW R. Three selections from rudolf virchow[M]//CAPLAN A L, et al. Concepts of health and disease:interdisciplinary perspectives. Reading,MA:Addison-Wesley Publishing,1981:187 – 195.

[172]WASSON J H,et al. The diag-nosis of abdominal pain in ambulatory male patients[J]. medical decision making,1981,1(3):215 – 224.

[173]WEBSTER B D. All of a piece:a life with multiple sclerosis[M]. Baltimore:The Johns Hopkins University Press,1989.

[174]ZANER R M. A philosopher reflects:a play againstnight's advance[M]// RABIN P D,et al. To provide safe passage:the humanistic aspects of medicine. New York:Philosophical Library,1985:222 – 246.

[175]ZANER R M. Chance and morality:the dialysis phenomenon[M]// KESTENBAUM V. The humanity of the ill. Knoxville:The University of Tennessee Press. 1982:39 – 68.

[176]ZANER R M. Ethics and the clinical encounter[M]. Englewood Cliffs:Prentice Hall,1988.

[177]ZANER R M. Examples and possibles:a criticism of husserl's theory

of free-phantasy variation[J]. Research in phenomenology,1973,3
(1):29-43.

[178]ZANER R M. The art of free phantasy in rigorous phenomenological
science[M]// KERSTEN F, et al. Phenomenology, continuation and
criticism. Essays in memory of dorian cairns. The Hague: Martinus
Nijhoff Publishers,1973:192-219.

[179]ZANER R M. The context of self: a phenomenological inquiry using
medicine as a clue[M]. Athens:Ohio University Press,1981.

[180]ZANER R M. The problem of embodiment:some contributions to a
phenomenology of the body. The Hague:Martinus Nijhoff Publishers,
1964.

[181]ZANER R M. The way of phenomenology:criticism as a philosophical
discipline[M]. New York:Western Publishing,1970.

[182]ZARET B L. Trauma[M]// MANDELL H, et al. When doctors get
sick. New York:Plenum Publishing Corporation. 1987:405-411.